# Ich habe keine Zeit für Stress

Diana Mekonen

**Impressum**

ISBN: 979-8513253846
Lektorat: Thomas Mekonen
Korrektur: Thomas Mekonen
Covergestaltung: Diana Mekonen (Bild: Canva.com)
Buchsatz: Diana Mekonen
Diana Mekonen
Schillerstr.19
71111 Waldenbuch

Das vorliegende Buch ist sorgfältig erarbeitet worden. Eigene Gedanken und Erfahrungswerte, sowie inhaltlich notwendige Informationen verschiedener Autoren wurden in diesem Buch verarbeitet.
Alle Inhalte entstammen dem Kenntnisstand, den individuellen Erfahrungen und der Persönlichkeit der Autorin zum Zeitpunkt der Veröffentlichung dieses Buches und sollen lediglich als Denkanstoß der Leser für das eigene individuelle Leben betrachtet werden.
Jedes Wissen und jede Information sollten jedoch immer hinterfragt und auf das eigene Leben angepasst werden.
Alle Angaben erfolgen daher ohne Gewähr. Auch kann die Autorin für Nachteile, oder Schäden, welche aus den Inhalten dieses Buches entstehen könnten, keine Haftung übernehmen.

Solltest Du an Problemen psychischer Art leiden, so vertraue Dich bitte einem vertrauensvollen Mediziner an. Auch die frühzeitige Erkennung und Behandlung psychischer Probleme gilt als präventive Maßnahme, welche Dein Leben erleichtern und im besten Fall schlimmere Folgen verhindern kann. Deine Gesundheit liegt in Deiner Hand und nur Du bist für sie verantwortlich! Sich in einer Gesellschaft welche Krankheit mit Schwäche assoziiert Hilfe zu suchen, beweist in meinen Augen wahre Stärke! Tue es für Dich und ein bisschen für Deine Dich liebenden Mitmenschen, denn häufig leiden sie angstvoll in der Stille mit Dir mit! Nur Du kannst Deine und ihre Ängste durch Dein Handeln zum Schweigen bringen.

Dieses Buch ist kein wissenschaftliches Werk. Es dient als Einführungsbuch in das Thema Stressmanagement und soll Dir Methoden und Techniken zur Hand geben, wie Du Dein alltägliches Stresslevel senken und niedrig halten kannst.

Keiner der enthaltenen Methoden ist von mir erfunden. Alle Methoden und Strategien stammen aus der Theorie der Stressprävention, des Gesundheits- und Präventionsmanagements und aus dem Zeit- und Selbstmanagement.

# Inhaltsverzeichnis

# 1. Autorin

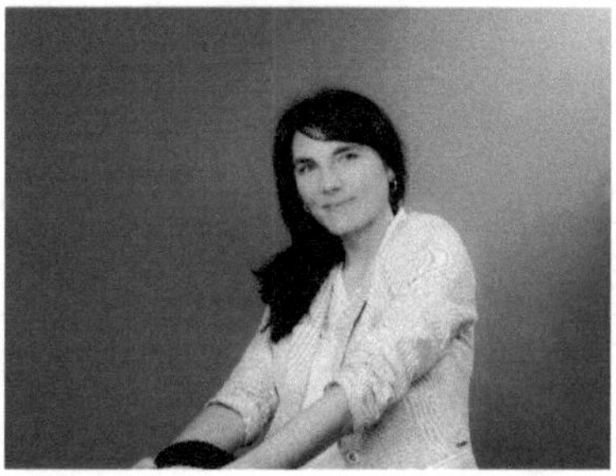

Diana Mekonen ist IHK-Fachkraft für Stressmanagement, Gesundheits-, Präventions- und Psychologische Beraterin, Ernährungsberaterin vegane Ernährung, Yoga- und Meditationslehrerin, sowie ausgebildet in schamanischen Heilmethoden.
Mit ihren Büchern möchte die Autorin ihre Mitmenschen erreichen. Sie möchte ihr umfassendes Gesundheitswissen rund um Körper, Geist und Seele weitergeben, um interessierten Mitmenschen die Möglichkeit zu geben ihren eigenen Weg zu mehr Gesundheit und Glück im Leben zu finden.
Neben dem Schreiben liebt die Autorin das Reisen und das Lesen, interessiert sich für Spiritualität, die Natur und die Tierwelt, praktiziert regelmäßig Yoga und Meditation und verbringt am liebsten Zeit mit ihrem Mann und ihrer Familie.
Gesundheit und Familie stehen bei ihr an erster Stelle.
Diana Mekonen lebt mit ihrem Mann und ihren zwei Katern im Großraum Stuttgart.
Zusätzliche Informationen rund um das Thema Gesundheit und über die Autorin
findest Du auf ihrem Blog:

www.happinessundhealth.de

# 2. Prolog

**Liebe Leserinnen und Leser**

Dieses Buch zum Thema Stressmanagement habe ich für Dich erarbeitet, in der Hoffnung, dass enthaltene Informationen, Methoden und Werkzeuge Dir dabei helfen werden Dein Leben stressfreier und somit auch gesünder und glücklicher zu gestalten.

Ich möchte Dir etwas Handfestes geben mit dem Du in Deiner eigenen Zeit und auf Deine einzigartige Weise arbeiten kannst, ohne zwingend viel Geld für einen teuren Onlinekurs ausgeben zu müssen.

Warum ich das tue? Ganz einfach: Dein Wohlergehen liegt mir wirklich am Herzen! Ich wünsche mir, dass Du wieder freier, gelassener, entspannter, selbstbestimmter und glücklicher durch Dein Leben gehen kannst, um dadurch Deine Gesundheit präventiv und aktiv zu schützen. Geht es Dir gut, so geht es Deinem Umfeld besser, denn wer glücklich und gesund ist, der geht wohlwollender mit sich selbst und seinen Mitmenschen um.

Dein Wohlergehen ist somit das Glück vieler weiterer Mitmenschen. Glück multipliziert sich und kommt im besten Fall auch irgendwann indirekt bei mir an und sei es auch nur die Begegnung mit einer zufriedenen Bäckerin, welche mir mit Freuden und einem Lächeln auf dem Gesicht, meine Brötchen verkauft. So wie ich das noch aus meiner Kindheit kenne.

Dieses Buch ist ein kleiner, aber feiner und wohlgemeinter Versuch, durch das vermittelte Wissen etwas mehr Frieden, Entspannung und Ruhe in die Welt zu bringen und somit etwas mehr Gesundheit und Glück.

Das Thema Stressmanagement liegt mir dabei besonders am Herzen, denn intensiver und negativer Dauerstress stellt für mich eines der schwerwiegendsten Gesundheitsrisiken der heutigen Zeit, insbesondere in Industrieländern, dar und ist verantwortlich für viel Unglück und Leid im Leben vieler meiner Mitmenschen.

Glück und Gesundheit gehen in gewisser Weise Hand in Hand und sind nicht unabhängig voneinander zu betrachten. Stress beeinträchtigt unser Glücksgefühl und somit die Gesundheit.

Psychoneuroimmunologen befassen sich mit dem Zusammenspiel zwischen Seele, Nerven- und Immunsystem. Sie konnten nachweisen, dass stressauslösende Gefühle und Gedanken das Immunsystem nachhaltig schwächen. Das macht uns anfälliger für die Angriffe zahlreicher Krankheitserreger in unserem Alltag. Insbesondere in Zeiten von Corona benötigen wir jedoch ein starkes Immunsystem, um uns zu schützen.

Wer dauergestresst ist schadet seiner Gesundheit und wer krank ist, ist in den seltensten Fällen auch wirklich glücklich, denn häufig schränkt Krankheit ein, beeinträchtigt das Selbstwertgefühl und somit das Selbstbewusstsein.

Eine Minderung der Lebensqualität geht damit einher.

Stress in meinen Augen ist daher eine der schwerwiegendsten und leider häufig noch missachteten, sowie nicht ernst genommenen Ursachen für Unglück und Krankheit in unserer heute schnelllebigen Welt.

Nun bin ich überzeugt davon, dass es wichtig ist die Ursachen eines Übels zu bekämpfen und nicht nur Symptome zu lindern und genau deshalb habe ich dieses Buch verfasst.

Ich möchte Dir die Möglichkeit geben, Stress als Ursache vielen Übels im Keim zu ersticken, damit Du über kurz oder lang wieder freier, gesünder und glücklicher Leben kannst. Wenn Du die Ursache Stress beheben kannst, so tust Du auch präventiv etwas für Dein seelisches, geistiges und körperliches Wohlergehen im Jetzt, aber auch fürs Alter.

Um jedoch die Ursachen für Stress im Leben erforschen zu können und um überhaupt ein Verständnis dafür zu erlangen, warum man sich die Mühe machen sollte, bedarf es Wissen.

Wissen verleiht bekanntlich Macht und das nicht nur über andere, sondern auch über das eigene Leben. Nur wer weiß, kann letztendlich handeln und damit Du ins Handeln kommen kannst, schenke ich Dir mit diesem Buch das nötige Wissen.

In diesem Buch findest Du Hintergrundwissen darüber:

- was Stress ist
- welche Aufgabe Stress hat
- warum Stress nicht per se schlecht ist
- was bei Stress im Körper passiert
- warum und wie intensiver Dauerstress der Gesundheit schaden kann
- wie Du Stress in Deinem Leben minimieren und eliminieren kannst
- weitere Tipps, Tricks und Methoden zu einer stressfreieren Lebensgestaltung

Am Ende des Buches hast Du ein gutes Grundlagenwissen zum Thema Stress erlangt. Wenn Du Dich zudem der vorgeschlagenen Aufgaben im Buch annimmst, so kennst Du Deine individuellen Stressverursacher und hast mit Hilfe der vorgeschlagenen Methoden und Werkzeuge, Strategien entwickelt wie Du Dein Leben stressfreier gestalten kannst.
Ein Bonus gibt es noch dazu, denn Du wirst Dich durch die Erarbeitung des Buches auch noch etwas besser kennenlernen. Wer sich gut kennt, weiß wohin der Weg gehen soll und weiß wie die eigenen Bedürfnisse gestillt werden können. Auch das macht frei, gelassen und glücklich und wirkt Stress entgegen.

Richtig oder falsch machen kannst Du bei den enthaltenen Übungen im Buch übrigens nichts! Im Allgemeinen gibt es im Leben kein richtig oder falsch, sondern immer nur Deine individuelle Weise. Was richtig und falsch ist, liegt immer im Auge des Betrachters.
Ob, wie und wann Du die enthaltenen Aufgaben löst, liegt daher ganz bei Dir. Enthaltene Methoden und Werkzeuge sind lediglich ein Vorschlag und können Dich dabei unterstützen Deinen ganz eigenen Weg zu finden, wie Du mit Stress in Deinem Alltag umgehen kannst.
Du bist Dein eigener Experte für Dein Leben. Niemand sonst. Manchmal bedarf es jedoch nur etwas zusätzliches Wissen und einiger Methoden und Werkzeuge, um ins Handeln zu kommen. Finde Deinen Weg, denn nur Dein Weg wird Dich glücklich machen und gesund halten! Du bist einzigartig und so ist es auch jeder Weg, welchen Du wählst und das ist gut so!
Gehe liebevoll mit Dir um und nimm Dir endlich Dein Grundrecht auf ausreichend Erholung, Entspannung und Schlaf! Sei es Dir selbst Wert! Die Welt braucht Dich!

Viel Spaß auf Deiner Forschungsreise!
**Von Herzen, Diana**

**Tipp:** In meinem Blogartikel vom März 2023 erzähle ich Dir ein bisschen darüber, wie ich das Thema Stressmanagement im Alltag angehe. Diesen Blogartikel findest Du auf www.happinessundhealth.de.
Vielleicht hilft Dir dieser Blogartikel noch zusätzlich etwas weiter in der alltäglichen Stressbewältigung…

Viel Spaß beim Lesen…

Sagt die Seele zum Körper:

„Geh Du vor, auf mich hört er nicht.
Vielleicht hört er auf Dich."
Körper zur Seele:
„Ich werde krank werden,
dann wird er sich Zeit für Dich nehmen..."

Von Ulrich Schaffer

# 3. Was ist Stress?

Stress beschreibt ein Gefühl, welches immer dann entsteht, wenn wir meinen einer Herausforderung nicht gewachsen zu sein und wir gleichzeitig der Überzeugung sind, dass wir eine bevorstehende Herausforderung nicht alleine bewältigen können.
Wir haben Angst davor zu scheitern, haben Verlust- oder sogar Todesangst.
Stress ist somit eine Form des Gefühls Angst.
Angst dient schon seit Urzeiten unserem Überlebensschutz, denn Angst verleiht uns ein unangenehmes Gefühl, welches uns dazu animieren soll zu handeln, um uns aus der Gefahrenzone zu retten. Angst soll uns somit lediglich dazu anregen in den sogenannten Fight, Flight, oder Freeze Überlebensmodus überzugehen. Wir werden dazu veranlasst zu flüchten, zu erstarren, oder in den Angriff überzugehen.
Das Gefühl von Angst beziehungsweise Stress dient uns daher in erster Linie als sinnvoller Urinstinkt, welcher unser Überleben sichern soll.
Kurzzeitiger Stress ist daher ein überlebenswichtiger und notwendiger biologischer Mechanismus unseres Körpers und Stress somit erst einmal nicht per se schlecht.
Erst unsere negative Bewertung des Wortes „Stress“, lässt uns Stress mit etwas Schlechtem assoziieren.
Dabei gibt es unterschiedliche Formen von Stress. Nämlich den positiven Eustress und den negativen Distress, welche sich gar nicht allzu sehr voneinander unterscheiden.
Beide Formen bewirken auf biochemischer Ebene vorerst nur eins, sie machen uns leistungsfähiger, kräftiger, konzentrierter und steigern unser Durchhaltevermögen. Sie sorgen dafür, dass wir uns schnell und effektiv aus einer Gefahrensituation retten, oder in herausfordernden Situationen unser Bestes leisten können.
Der positive Eustress dient daher unserer Motivation, welche bei einem gesunden Stresslevel bestehen bleibt. Sind wir unter- oder überfordert, so kommt es zum Distress, welcher krank machen kann.
Stress bis zu einem gewissen Grad ist uns daher ein treuer Diener, welcher uns effektiv macht und als Schutzmechanismus dient.
Problematisch für unser Wohlergehen wird Stress immer erst dann, wenn negativer Disstress dauerhaft und intensiv besteht und es keine Erholungsphasen zwischen stressigen Phasen gibt.
Bei Dauerstress kommt es langfristig zur Erschöpfung von Körper, Geist und Seele.

Wann, wie schnell und in welcher Form sich eine durch Stress verursachte Erschöpfung bei einem Menschen äußert ist dabei individuell und situationsabhängig.
Jeder Mensch und jedes Leben sind schließlich einzigartig und so ist auch die Reaktion auf Stress individuell. Wann, wie intensiv, warum ein Mensch Stress erlebt, oder was den Stress auslöst, sollte daher von keinem Mitmenschen bewertet, oder hinterfragt werden.

Das kann nur jeder Mensch für sich selbst festlegen und entsprechend handeln.
Eins steht jedoch fest: Jeder von uns entscheidet selbst wieviel im eigenen Leben erlaubt und tragbar ist. Daher liegt es auch an jedem einzelnen von uns das Stresslevel im Leben entsprechend zu managen, um dadurch das eigene Wohlergehen zu schützen, zu wahren und im besten Fall zu steigern.
Genau darum geht es in diesem Buch, welches eine Hilfestellung im Zuge des Stressmanagements sein darf.

**Stress ist nicht gleich Stress!**
**Es gibt positiven Eustress und negativen Distress.**
**Du allein entscheidest,**
**welche Art von Stress Du in Deinem Leben haben möchtest!**

# 4. Was passiert in Deinem Körper bei Stress?

Nun weißt Du, dass Stress in erster Linie dafür da ist Dich leistungsfähiger zu machen und Dein Überleben bei Gefahr zu sichern.
Doch was passiert dabei auf biochemischer, sprich körperlicher Ebene? Welche Reizreaktion wird bei und durch Stress in Deinem Körper hervorgerufen, um Dich überhaupt leistungsfähiger zu machen? Das versuche ich Dir in diesem Kapitel vereinfacht zu erklären.

Zu aller erst ist es wichtig zu verstehen, dass unser Körper auf kurzzeitigen und langzeitigen Stress unterschiedlich reagiert.

**Was passiert bei kurzzeitigem Stress?**
Bei kurzzeitigem Stress spricht man auch vom „trockenen und schnellen Kommunikationsweg", welcher in akuten Stresssituationen für eine schnelle Leistungssteigerung sorgt.

**Warum Kommunikationsweg?**
Von Kommunikationsweg spricht man, da Nervenzellen in unserem Körper entweder über elektrische Impulse, oder über die Blutbahn durch Hormone, anderen Botenstoffen und körpereigenen Eiweißen (Zytokine) miteinander kommunizieren.

**Was bedeutet „trocken"?**
Von trocken spricht man, da Informationen bei kurzzeitigem Stress durch elektrische Impulse von Zelle zu Zelle weitergeleitet werden und nicht über Botenstoffe (z.B. Hormone) in unserem Blut.

**Was bedeutet „schnell"?**
Schnell, da die Kommunikation über elektrische Impulse schneller ist, als die über die Blutbahn per Botenstoffe.

**Die Stressreaktion**
Zu Anfang einer jeden Stressreizreaktion stehen immer Sinneseindrücke, welche in Bruchteilen einer Sekunde im Zwischenhirn verarbeitet werden. Eingehende Informationen werden dabei mit Erfahrungen aus der Vergangenheit abgeglichen.
Besteht eine akute Gefahr, beziehungsweise meint unser Verstand, dass wir in Gefahr sind, so wird bei kurzzeitigem Stress durch einen elektrischen Impuls ein Signal über das sympathische Nervensystem weitergeleitet.
Das sympathische Nervensystem (Sympathikus) kannst Du Dir vorstellen wie einen Nervenstrang, welcher vom Gehirn entlang der Wirbelsäule zu den Organen verläuft. Über diesen Nervenstrang wird die Information „Achtung Stress" sozusagen von Nervenzelle zu Nervenzelle weitergeleitet.
Das sympathische Nervensystem hat, vereinfacht dargestellt, die Aufgabe uns leistungsfähig zu machen und wirkt anregend.
Ihm steht das parasympathische Nervensystem (Parasympathikus) gegenüber,
welches für unsere Entspannung und Erholung sorgt. Wie alles in der Natur besteht auch hier ein ausgleichender Gegensatz.

Bei kurzzeitigem Stress wird das Hormon Noradrenalin im Gehirn ausgeschüttet, welches den Sympathikus dazu aktiviert einen elektrischen Impuls an das Nebennierenmark weiterzuleiten. Das Nebennierenmark schüttet daraufhin das überlebensnotwendige Stresshormon Adrenalin aus.

Adrenalin hat eine wichtige Aufgabe, denn es sorgt dafür, dass wir konzentrierter, leistungsfähiger und ausdauernder sind. Zusätzlich sorgt dieses Hormon für einen Energiekick, welcher uns helfen soll aus einer Gefahrensituation, beziehungsweise aus einer Stresssituation, zu entkommen.
Adrenalin veranlasst dabei die folgenden Reaktionen in unserem Körper, um uns für den Kampf, die Flucht, oder auch die Erstarrung vorzubereiten:

- Schnellere Atmung, um mehr Sauerstoff zu den Muskeln, zum Gehirn und den Zellen zu transportieren
- Schnellerer Herzschlag, um den Sauerstoff schneller zu den Muskeln, zum Gehirn und den Zellen zu transportieren
- Anspannung der Muskulatur für den Kampf, oder die Flucht
- Gespeichertes Fett und Zucker aus der Leber und den Muskeln wird ins Blut abgegeben, um uns schneller mit Energie zu versorgen
- Die Milz schwemmt mehr rote Blutkörperchen aus, die den Sauerstoff zu den Muskeln transportieren
- Die Adern in den Muskeln weiten sich. Dadurch werden die Muskeln besser durchblutet
- Das Blut gerinnt schneller und damit schützt sich der Körper vor möglichem Blutverlust
- Die Zellen produzieren Botenstoffe, die für die Immunabwehr wichtig sind
- Die Verdauung wird gestoppt, um uns an der Flucht, oder im Kampf nicht durch mögliche Ausscheidungsbedürfnisse zu hindern und um die Energie, welche unser Körper für die Verdauung benötigt nun auch für den Kampf, oder die Flucht nutzen zu können
- Sexualfunktionen gehen zurück, denn auch das spart Energie

Wie Du siehst wird eine ganze Palette an biochemischen Reaktionen in Deinem Körper verursacht, um Dein Überleben im Falle von Stress und somit Gefahr zu sichern.
Dieser Überlebensmechanismus bedeutet jedoch auch, dass unser Körper auf Hochtouren arbeitet und sehr angespannt ist.
Auf Anspannung muss jedoch immer Entspannung folgen, sonst kommt es langfristig zur Erschöpfung unseres Systems. Also unseres Körpers und unseres Geistes. Auch das wäre für unser Überleben nicht sehr vorteilhaft.
Deshalb hat die Natur uns mit einem parasympathischen Nervensystem bestückt, welches nach der Anspannung für Entspannung sorgt.
Auch dabei spielt ein Hormon eine wichtige Rolle, nämlich das sogenannte Kortisol.
Dieses wird in der Nebennierenrinde produziert und von ihr ausgeschüttet. Kortisol ist sozusagen der Gegenspieler von Adrenalin und sorgt dafür, dass Adrenalin in unserem Blutkreislauf wieder abgebaut wird, damit unser System zur Ruhe kommt.
Zur Ruhe kommen bedeutet in diesem Fall:

- Atmung beruhigt sich
- Herzschlag beruhigt sich
- Muskeln entspannen sich
- Verstand beruhigt sich
- Blutfett und Blutzuckerwerte neutralisieren sich wieder in unserem Blut
- Verdauung und Sexualfunktion wird wieder aktiviert

Kann Adrenalin nach einer Gefahrensituation nicht ausreichend abgebaut werden, so kommen auch wir nicht zur Ruhe und unser Körper bleibt mit den geschilderten biochemischen Stressreaktionen in Alarmbereitschaft.
Langfristig kann das unsere körperliche und psychische Gesundheit beeinträchtigen.
So kann es neben weiteren Symptomen zu Verspannungen, Problemen mit der Verdauung, dem Blutzucker und dem Herz-Kreislaufsystem kommen und eine

Erschöpfungsdepression (Burnout) kann daraus entstehen. Dazu jedoch später.

**Was passiert bei langzeitigem Stress?**
Kommt es nicht zur Entspannung nach der Anspannung, so passt sich auch unser Körper auf biochemischer Ebene an diese Herausforderung entsprechend an.
Bei einer langfristigen Stressreaktion stellt der Körper von einem trockenen und schnellen, auf einen nassen und langsamen Kommunikationsweg um.
Das heißt, Informationen werden nun nicht mehr durch elektrische Impulse von Nervenzelle zu Nervenzelle weitergegeben, sondern über die Blutbahn. Wie vorhin erwähnt werden Informationen über das Blut weniger schnell transportiert. Deshalb auch langsamer Kommunikationsweg.

Beim nassen und langsamen Kommunikationsweg wird in der Schaltzentrale unseres Gehirns, im sogenannten Hypothalamus, das Hormon CRF (Corticotropin-Releasing-Faktor) ausgeschüttet.
Über die Blutbahn gelangt CRF zur Hirnanhangsdrüse (Hypophyse), welche das Hormon ACTH (Adrenocorticotropin) freisetzt. ACTH gelangt über das Blut zur Nebennierenrinde und veranlasst diese vermehrt Kortisol auszuschütten.
Kortisol sorgt nun wiederum dafür, dass das Gehirn ACTH und CRF nicht weiter produziert, um die Stressreaktion zu regulieren.
Im Grunde ein wundervolles Rückkopplungssystem unseres Körpers, um die Stressreaktion ganz natürlich auszugleichen.
Wäre da nur nicht unsere schnelllebige Zeit, in welcher wir selbst permanent Leistungsbereitschaft von unserem Körper und unserem Geist fordern und uns zu wenig Erholung, Ruhe und Entspannung gönnen. Zusätzlich regen wir unser sympathisches Nervensystem noch durch koffeinhaltige Getränke, Energiedrinks, Alkohol und anregende Drogen an, anstatt für die überlebensnotwendige Ruhe und Erholung zu sorgen.
Letztendlich schaden wir uns dadurch nur selbst und arbeiten gegen unseren eigenen Körper und Geist.
Denn wenn Stress dauerhaft besteht, so wird die Nebennierenrinde dauerhaft und vermehrt dazu angeregt Kortisol auszuschütten, um der Ausschüttung anregender Hormone entgegenzuwirken.
Kommt es nun nicht zur Entspannung, dann kann es zur Erschöpfung der Nebennierenrinde kommen. Das bedeutet, dass die Nebennierenrinde weniger, oder kein Kortisol mehr produziert.
Das bedeutet für unseren Körper, dass er durch die permanent und in großen Mengen vorhandenen Stresshormone in unserem Blutkreislauf in Daueralarmbereitschaft bleibt. Eine durchaus gesundheitsschädliche Überlastung unseres gesamten Systems erfolgt.
Kommt es zur Erschöpfung der Nebennierenrinde und der verminderten Ausschüttung von Kortisol, dann spricht man vom sogenannten Burnout.
Dieser beschreibt daher einen Erschöpfungszustand unseres Systems und keine Depression per se, wie so häufig angenommen.
Nur mit ausreichend Ruhe und Erholung, kann sich unsere Nebennierenrinde und weitere stressaktivierte Organe regenerieren und der Entstehung eins Burnouts, sowie zahlreicher stressbedingter Krankheiten, entgegenwirkt werden.
Das verdeutlicht, wie wichtig es ist, dass wir aktiv und präventiv für ausreichend Ruhe, Erholung und Schlaf sorgen und Stress in unserem Leben so gering wie möglich halten.

Distress ist Gift für unsere Seele, Körper und Geist!
Haben wir zu viel und zu lange Distress,
so lässt uns unsere Seele das über unseren Körper und
Geist wissen. Schmerzen und Gedankenchaos
sind erste Anzeichen dafür,
dass unsere Seele gestresst ist!

## 5. Warum man präventiv etwas gegen Dauerstress tun sollte?

Im vorherigen Kapitel hast Du nun erfahren, dass intensiver Dauerstress krank machen kann und das Risiko an einer Vielzahl von Krankheiten zu erkranken bei einem dauerhaft erhöhten Stresspegel steigt.

Die gesundheitlichen Folgen bei Dauerstress können unter anderen sein:

- Bluthochdruck
- Verdauungsbeschwerden
- Herz-Kreislauferkrankungen
- Spannungskopfschmerzen
- Depressionen
- Burnout
- Angsterkrankungen
- Panikattacken
- Migräne
- Zyklus- und sexuelle Störungen
- Krebs
- Rückenleiden
- Muskuläre Verspannung
- Immunstörungen
- Häufigere Infektionen und Erkältungen
- Diabetes Mellitus
- Allergien
- usw.

Die Entstehung dieser Krankheiten wird dabei zum einen begünstigt durch die Überlastung verschiedener Organe und zum anderen durch die stressbedingte Schwächung und Veränderung im Verhalten unserer Immunabwehr.

Diese Veränderung unseres Immunsystems unter Dauerstress konnte in wissenschaftlichen Studien durch sogenannte Psychoneuroimmunologen nachgewiesen werden. Sie befassen sich mit dem Zusammenspiel zwischen Seele, Nerven- und Immunsystem.

Ein geschwächtes Immunsystem macht uns anfälliger für Krankheiten, denn eine schlechte Immunabwehr bedeutet auch, dass alltägliche Krankheitserreger (Bakterien, Viren, Parasiten und Co.) es leichter haben Schaden in unserem Körper anzurichten.

Zudem erkennt und bekämpft ein geschwächtes Immunsystem aufkommende Zellveränderungen weniger effektiv. Das wiederum begünstigt die Entstehung von Krankheiten wie zum Beispiel Krebs.

Auch die Entstehung von chronischen muskulären Verspannungen und Rückenleiden kann durch Dauerstress verursacht werden, denn unter Stress sorgt unser Körper durch den entsprechenden hormonellen Cocktail dafür, dass unsere Muskeln für eine schnelle Flucht angespannt sind. Eine dauerhaft angespannte Muskulatur ist nicht natürlich und kann das Skelett dementsprechend auch verzehren und langfristig zu weiteren Schäden unseres Bewegungsapparates führen.

Muskelverspannungen des Bewegungsapparates und insbesondere der Schulter- und Nackenmuskulatur tragen wiederum zu der Entstehung von Spannungskopfschmerzen und Migräne bei.

Des Weiteren führt Stress dazu, dass unser Gehirn und unsere Muskulatur mehr Sauerstoff benötigen um leistungsfähig zu bleiben. Diesen Sauerstoff beziehen diese Organe über das Blut. Um mehr Sauerstoff zu den Zellen dieser Organe zu transportieren, wird ein erhöhter Blutdruck benötigt. Dafür muss unser Herz intensiver und schwerer Arbeiten und unsere Arterien erweitern sich, damit mehr Blut hindurchfließen kann. Neben einem dauerhaft erhöhten Blutdruck können zusätzlich Herz-Kreislauferkrankungen, darunter Arteriosklerose, entstehen. Herzinfarkte und Schlaganfälle werden zudem durch Dauerstress begünstigt.
Auch Verdauungsprobleme und Magen-Darmerkrankungen sind bei Dauerstress nicht ungewöhnlich. Schließlich bedeutetet Dauerstress für unseren Körper, dass er permanent in Alarmbereitschaft ist und unter einem erhöhten Adrenalinpegel steht. Adrenalin bremst zum einen unsere Verdauung und sorgt unter anderem für Magen-Darmleiden, wie zum Beispiel zu Verstopfung.
Dauerhafte und häufige Verstopfung begünstigt wiederum die Entstehung von Krebs im Magen-Darm-Trakt, sowie weitere Magen-Darm-Erkrankungen.

Des Weiteren soll Dauerstress unter anderen Faktoren zur Entstehung der Stoffwechselerkrankung Diabetes Mellitus beitragen, denn unter Stress benötigt unser Körper zusätzliche Energie. Diese fordert er meist in Form von schnellem Zucker.
Heißhungerattacken und Überessen sind vorprogrammiert, denn unter Stress signalisieren Stresshormone unserem Körper: „Du brauchst Zucker!“
Deshalb essen viele Menschen unter Stress größere Mengen und vor allem zuckerhaltige, kohlenhydratreiche Nahrungsmittel. Das erklärt auch das sogenannte Frustessen.
Mehr Zucker im Blut, bedeutet Mehrarbeit für die Bauchspeicheldrüse, welche durch den dauerhaft erhöhten Blutzuckerspiegel Höchstarbeit leisten muss, um diesen zu normalisieren. Wie auch beim Burnout, bei welchem die Nebennieren mit der Zeit ermüden, so ermüdet auch die Bauchspeicheldrüse bei andauernder Leistungserbringung.
Eine Ermüdung der Bauchspeicheldrüse bedeutet, dass weniger Insulin produziert werden kann. Insulin reguliert jedoch den Blutzuckerspiegel, welcher für unser Wohlergehen nicht zu hoch und nicht zu niedrig sein darf.
Wird der Blutzuckerspiegel mit Hilfe des von der Bauchspeicheldrüse produzierten Insulins nicht mehr reguliert, so besteht eine Insulinresistenz. Ist das der Fall, so spricht man von Zucker- beziehungsweise Stoffwechselerkrankung Diabetes Mellitus.
Neben dem Erschöpfungszustand des Burnouts, kann dauerhafter und intensiver Stress auch zu psychischen Erkrankungen führen. Darunter die Depression, Angstzustände, Panikattacken, Suchterkrankungen und Essstörungen. Auch das Nervensystem ist bei Dauerstress mit der Zeit überlastet.

Wie Du siehst gibt es zahlreiche Gründe warum es für unser Wohlergehen und unsere Gesundheit wichtig ist, aktiv und präventiv gegen die Entstehung von krank machendem Dauerstress vorzugehen und Stressquellen aus unserem Leben zu eliminieren.
Gesundheit bedeutet Glück und Glück bedeutet eine gute Lebensqualität und das ist es doch wonach jeder Mensch strebt.

Wie Du Deine Lebensqualität steigern und erhalten kannst indem Du Stress in Deinem Leben minimierst, vorbeugst und eliminierst, erfährst Du in den folgenden Kapiteln.
Im nächsten Kapitel geht es jedoch erst einmal darum, welche Faktoren Stress verursachen können.

**Dein Körper, Dein Geist, Deine Seele!**
**Handle in ihrem Interesse und Dir wird es gut gehen!**

# 6. Welche Stressverursacher gibt es?

Welche Ursachen Stress in einem Menschen hervorrufen, wie intensiv Stress erlebt wird und welche Symptome sich beim einzelnen Menschen bei Stress äußern, ist abhängig von der individuellen Person und der Situation, in welcher sich die Person befindet.

Das Belastung-/ Beanspruchungsmodell nach Rohmert und Rutenfranz (1975) besagt jedoch, dass Stress immer durch eine Kombination aus zu vielen äußeren und inneren Stressauslösern verursacht wird, welche zu lange auf uns einwirken und für welche keine Lösung in Sicht ist. Gleichzeitig bedarf es dem nicht Vorhandensein ausreichender Kraftquellen für einen entsprechenden und bedarfsorientierten Zeitraum. Kraftquellen dienen dem Ausgleich und der Erholung von Körper, Geist und Seele und sollten daher immer in den Alltag integriert werden.

**Äußere Stressauslöser** wirken von außen auf unsere Psyche ein und sind daher nicht immer von uns beeinflussbar. Sie sind jedoch die Initiatoren von Stress und werden auch **Stressoren** genannt.
Zu ihnen zählen unter anderen:

- Zeitdruck durch andere
- Konflikte mit Mitmenschen
- Konflikte am Arbeitsplatz
- Das mehrfache unterbrechen während einer Tätigkeit
- Multitasking
- Medikamente
- Falsche Ernährung
- Mangelnde oder zu viel Bewegung
- Zu wenig oder zu geringe Schlafqualität

**Innere Stressauslöser** hingegen haben immer mit uns selbst zu tun. Es handelt sich hierbei um persönliche Eigenschaften und Wertevorstellungen, welche stressauslösendes und – förderndes Verhalten hervorrufen. Innere Stressauslöser verstärken das Gefühl von Stress und werden daher auch **Stressverstärker** genannt. Sie beeinflussen wie gut wir mit Stress umgehen können und wie wir eine Stresssituation bewerten.
Zu den Stressverstärkern zählen zum Beispiel:

- Persönliche Wertevorstellung, welche verhindern die eigenen Grenzen einschätzen und wahren zu können
- Perfektionismus, Helfer-Syndrom, Streben nach Beliebtheit/Anerkennung, immer stark sein müssen, Streben nach Kontrolle & Sicherheit, meinen etwas nicht zu können, meinen nicht gut genug zu sein

Stress ausgleichende **Kraftquellen** stehen für alles was uns mit Energie beschenkt. Das heißt, alles was Spaß macht, zur Erholung und Entspannung beiträgt.

Der Hauptstressauslöser in Deutschland ist laut der Stressstudie (2016) der Techniker Krankenkasse übrigens der Arbeitsplatz. Die Gründe hierfür liegen nahe, denn auch die Arbeitswelt muss sich an die schnelle digitale Entwicklung und Globalisierung anpassen. Das bedeutet häufig:

- Zeitdruck auf Grund einer erhöhten Arbeitsdichte
- Arbeitsaufgaben mit geringem Handlungsspielraum
- Schlechte physikalische Bedingungen

- Schlechte soziale-, organisatorische Bedingungen
- Gesellschaftliche Belastung (z.B. Arbeitsplatzunsicherheit)
- Unsichere Arbeitsverträge
- Informationsflut und längere Arbeitszeiten
- Hohe emotionale Anforderungen, insbesondere im Gesundheitswesen und der Dienstleistungsbranche
- Beruf und Privatleben sind schwer vereinbar (lange Arbeitswege/wechselnde Arbeitszeiten)

Schon Siddhartha Gautama (Buddha) lernte
durch Selbsterfahrung, dass Extreme
nie gut für unser körperliches, geistiges und
seelisches Wohlergehen sind.
Und so lehrte er, dass wahres Glück, Gesundheit und
Leichtigkeit in der Mitte zweier Extreme zu finden ist.
Alles muss in Balance sein!

# 7. Was bedeutet Stressmanagement?

Stress können wir nur entgegenwirken, wenn wir ihn entsprechend in unserem Alltag managen.
Dabei unterstützt uns das sogenannte Stressmanagement, welches sich mit allen Methoden und Strategien befasst, welche dabei unterstützen sollen und können Stress:

- präventiv zu verhindern
- aktiv zu mindern
- zu bewältigen

**Ziel** des Stressmanagements ist es eine gesunde Life-Balance zu erreichen, um Ziele und Wünsche in allen Lebensbereichen auch mit Spaß und ausreichend Energie umsetzen zu können.

Wie im vorherigen Kapitel erwähnt wird Stress durch zu viele und zu lange andauernde Stressauslöser und Stressverstärker ausgelöst und dem nicht ausreichenden Vorhandensein von Kraftquellen für einen entsprechenden Zeitraum, um einen erholenden Ausgleich zu schaffen.
Daher befassen sich die Methoden und Strategien des Stressmanagements mit der Minimierung und Eliminierung von Stressauslösern und Stressverstärkern im Alltag und der gleichzeitigen Erweiterung und Integration von bestehenden und neuen Kraftquellen.

Das Stressmanagement umfasst dabei drei differenzierte, jedoch nicht voneinander unabhängige Methoden. Diese sind das kognitive, das instrumentelle und das palliativ-regenerative Stressmanagement.

Beim **kognitiven Stressmanagement** dreht sich alles um das sogenannte Gedankenmanagement, welches sich insbesondere mit den Stressverstärkern befasst. Ein neues Verhalten durch eine neue Denkweise soll dabei geschult werden, welche dazu beiträgt Stress zu minimieren, zu eliminieren, oder gar nicht aufkommen zu lassen.

Das **instrumentelle Stressmanagement** hingegen forciert das erkennen und darauffolgende eliminieren und minimieren von Stressoren.

Dann gibt es noch das **palliativ-regenerative Stressmanagement.**
Das palliativ-regenerative Stressmanagement dient der Regulierung und Kontrolle körperlicher und seelischer Stressreaktionen und befasst sich intensiv mit der präventiven und aktiven Integration von Kraftquellen und der kurzzeitigen Abhilfe in akuten Stresssituationen.

Um Stress präventiv, aktiv und nachhaltig aus Deinem Leben zu eliminieren, zu minimieren und zukünftig zu verhindern, bedarf es jedoch aller drei Methoden.

Welche Methoden und Tools es nun unter den einzelnen Stressmanagementmethoden gibt, erfährst Du in diesem Buch.

Bevor ich Dir diese Methode und Tools jedoch vorstelle, möchte ich Dir in den folgenden Kapiteln erst einmal die Möglichkeit bieten herauszufinden ob Du überhaupt gestresst bist, ob Dein Stresslevel eventuell schon gesundheitsschädigend sein könnte und welche Ursachen es in Deinem Leben für Stress geben kann. Nur wenn Du die Ursachen kennst und Dir der Notwendigkeit einer Veränderung für Deine Gesundheit bewusst bist, nur dann werden die vorgeschlagenen Stressmanagementmethoden auch tatsächlich für Erleichterung sorgen können.

**Stress fängt immer mit unserer eigenen**
**und ganz individuellen Bewertung an,**
**über das was ist, wer wir sind und sein wollen!**

# 8. Bist Du überhaupt gestresst?

Hast Du Dich schon einmal gefragt, ob Du auch **tatsächlich** gestresst bist, oder ob Du vielleicht nur einem durch die Gesellschaft forcierten Stresstrend folgst?
Also, ich habe mich schon öfter gefragt wie es sein kann, dass eine ganze Gesellschaft gestresst ist und warum die häufigste Antwort auf die Frage „Wie geht es Dir?“, das Wort Stress enthält.
Nach längerem überlegen und nachforschen bin ich auf zwei für mich verständliche Antworten gekommen, welche dieses Stress Phänomen etwas erklären.

**Antwort Nummer 1: Stress als gesellschaftliche Norm**
Stress existiert für viele Menschen tatsächlich, denn die Digitalisierung bringt wirtschaftlichen Wachstum mit sich, gesteigertes Konsumdenken und mehr denn je erlaubt es der Menschheit sich insbesondere über die sozialen Medien miteinander zu vergleichen. Diese Faktoren sorgen instinktiv für unbewussten jedoch selbst verursachten Stress.
Ich glaube das liegt zum einen daran, dass der Mensch ein soziales Wesen ist und jeder von uns instinktiv zum Rudel der Gesellschaft dazugehören möchte. Teil des Rudels zu sein, bedeutet in erster Linie Schutz und dient der Versorgung. Dieses noch in uns vorhandenen unbewusste Rudeldenken fordert uns auf, uns entsprechend an gesellschaftliche Normen anzupassen. Diese unbewusste gesellschaftliche Anpassung sorgt bei vielen für reichlich Stress, denn nicht jeder stimmt diesen gesellschaftlichen Normen, auch intuitiv zu. Letztendlich hat nicht jeder Teil das gleiche Verständnis darüber was richtig und was falsch ist. Das liegt insbesondere auch daran, dass die Globalisierung es erlaubt, dass verschiedene Kulturen sich untereinander mischen. Das birgt zahlreiche Vorteile, jedoch auch Herausforderungen, denn die Normen einer Gesellschaft werden durch die kulturell vermittelten Werte darüber was richtig und was falsch ist festgelegt. Durch das Vermischen der Kulturen stoßen nun unterschiedliche Werte aufeinander und durch den Austausch der Nationen werden gesellschaftlichen Normen somit auch häufiger hinterfragt.
Dieser äußere und innere Konflikt sorgt für innere Unruhe und Unzufriedenheit, denn irgendwie sind wir nicht mehr Teil eines Rudels, sollen es jedoch sein. Chaos im Außen, sorgt für Chaos im Innen und nicht selten führt das zum Kampf zwischen Kopf und Herz.
Warum gibt es nun diesen bekannten Kopf-Herz Kampf. Das ist simpel erklärt.
Evolutionär gesehen ist die einzige Aufgabe unseres Geistes/Verstandes unser Überleben zu sichern. Dabei scannt unser Verstand mit unseren 5 Sinnen permanent die Umgebung auf mögliche Gefahren und vergleicht die Sinneseindrücke mit Erfahrungen der Vergangenheit. Bei einer möglichen Gefahr veranlasst unser Gehirn auf biochemischer Ebene ein entsprechendes Gefühl und einen entsprechenden Gedanken, welcher uns selbstschützend handeln lässt.
Wie vorhin erwähnt bedeutet gesellschaftliche Anpassung, Schutz und dient der Versorgung durch das Rudel. Unser Verstand vermittelt uns daher andauernd, dass wir Teil des Rudels, also der Gesellschaft, sein sollten.

Unser Herz hingegen ist das Sprachrohr unserer Seele, welches uns sagt was wir wirklich im Leben wollen. Stehen uns die gesellschaftlichen Normen im Weg und fordert unser Verstand trotzdem unterbewusst die Anpassung, so kommt es zum bekannten Herz-Kopf Konflikt. Dieser verursacht in den meisten Fällen Stress.

**Antwort 2: Stress ist eine Illusion unseres Verstandes**
Der gesellschaftliche Stresstrend manipuliert uns alle und in Wirklichkeit sind einige Menschen nicht tatsächlich gestresst, auch wenn sie es meinen zu sein. Sie denken es nur, da ihr Verstand ihnen das auf Grund des evolutionären Rudeldenkens vorgaukelt.

Denn treffen wir immer häufiger auf Menschen welche uns erzählen, dass sie gestresst sind, so wird daraus mit der Zeit in gewisser Weise eine gesellschaftliche Norm.
Wie vorhin erwähnt, definieren gesellschaftliche Normen was richtig und was falsch ist und im Zuge der schützenden evolutionären Anpassung an das Rudel, wollen wir es richtig machen. Also passen auch wir uns als soziales Wesen mit der Zeit entsprechend an und sind auch gestresst.
Umso häufiger wir nun selbst aussprechen, dass wir gestresst sind und umso fester wir selbst davon überzeugt sind, dass wir es auch tatsächlich sind, umso intensiver das Stressgefühl und unser Stressdenken. Ein Stressteufelskreis entsteht, denn was wir fühlen und denken überzeugt dann auch irgendwann unseren Geist und wir handeln entsprechend gestresst beziehungsweise stressfördernd.
Daher ist es im Zuge der Stressprävention wichtig, seine Gedanken und Gefühle zu hinterfragen und dem Geist nicht alles zu glauben, was er uns erzählt. Er will nur unser Überleben sichern und wird uns entsprechend steuern. Selbst dann, wenn das unseren Wünschen und Träumen widerspricht. Dazu jedoch später mehr.

Wie Du siehst ist die erste Frage zu weniger Stress im Leben somit immer:

**Habe ich auch tatsächlich Stress, oder folge ich nur einem Stresstrend?**
Einen ersten Aufschluss über diese Frage, kann Dir der folgende Stresstest geben, welcher Dir einen ersten Eindruck über eine möglicherweise vorhandene und erhöhte Stressbelastung in Deinem Leben gibt.
Damit Du Dir diese Frage auch gleich beantworten kannst, kannst Du den Stresstest auf der folgenden Seite auch gleich einmal selbst für Dich beantworten.
Gehe die folgende Checkliste dafür in Ruhe durch und bewerte die möglichen Stresswarnsignale in Rückblick auf die letzten 2 Monate nach gar nicht/nie, leicht und stark.
Vergebe Deine Punkte für jede Aussage wie folgt:
Stark: 2 Punkte
Leicht: 1 Punkt
Gar nicht/Nie: 0 Punkte
Nachdem Du jede Aussage einzeln bewertet hast, addierst Du zum Schluss alle Punkte. Am Ende des Testes findest Du nun die Einschätzung Deines Stresspegels, welcher von der erreichten Gesamtpunktzahl abhängig ist.

**Tipp:** Höre bei der Bewertung auf Dein Bauchgefühl. Dein Bauchgefühl spricht die Wahrheit!

## 8.1 Test: Warnsignale für Stress

Der folgende Stresstest von Gert Kaluza (2011) hilft Dir dabei erste Stresswarnsignale zu erkennen. Dabei wird das Verhalten und körperliche, geistige und emotionale Warnsignale für Stress bewertet. Das Ergebnis des Stresstests kann ein Hinweis auf Dein persönliches Stresslevel zum jetzigen Zeitpunkt sein.
Um Dein Stresslevel zum momentanen Zeitpunkt zu analysieren, kannst Du die folgenden aufgelisteten Stresssymptome entsprechend Deiner persönlichen und intuitiven Einschätzung bewerten. Beziehe Dich dabei auf Dein durchschnittliches Befinden über die letzten 2 Monate. Bewerte die Symptome auf einer Skala von 0 bis 2. 2 steht für stark ausgeprägt Symptome. 1 steht für leichte Symptome. 0 steht für nie auftretende Symptome.

**Körperliche Warnsignale für Stress**
- Appetitlosigkeit
- Atembeschwerden

- Chronische Müdigkeit
- Einschlafstörungen
- Engegefühl in der Brust
- Herzklopfen/Herzstechen
- Kalte Hände und/oder kalte Füße
- Kopfschmerzen
- Magenschmerzen
- Muskelverspannung
- Rückenschmerzen
- Sexuelle Funktionsstörung
- Starkes Schwitzen
- Verdauungsbeschwerden

**Emotionale Warnsignale für Stress**
- Angstgefühl/Versagensangst
- Gereiztheit, Gefühle von Ärger
- Innere Leere, ausgebrannt sein
- Lustlosigkeit, auch sexuell
- Nervosität / Innere Unruhe
- Unzufriedenheit / Unausgeglichenheit

**Geistige Warnsignale für Stress**
- Albträume
- Konzentrationsstörung
- Leere im Kopf (Blackout)
- Leistungsverslust/häufige Fehler
- Ständig kreisende Gedanken
- Tagträume

**Warnsignale Verhalten für Stress**
- Aggressivität gegenüber Mitmenschen
- Andere unterbrechen/nicht zuhören
- Fingertrommeln /Zähneknirschen/ Füße scharren
- Private Kontakte schleifen lassen/meiden
- Regelmäßiger Alkoholkonsum
- Regelmäßige Einnahme von Medikamenten zur Beruhigung
- Schnelles Sprechen & Stottern
- Unregelmäßiges Essverhalten
- Viel rauchen
- Weniger Sport und Bewegung als gewünscht

Addiere nun alle Punkte, welche Du für die einzelnen Aussagen vergeben hast.
Viele Punkte hast Du erreicht?

**Auswertung: Stresstest**

**0 – 10 Punkte:**
Dein Stresslevel ist sehr niedrig und Du kannst Dich über eine relativ gute gesundheitliche Stabilität freuen. Du musst nicht aktiv etwas gegen einen erhöhten Stresspegel tun, beziehungsweise scheinst Du das selbst schon sehr gut im Griff zu haben. Behalte es Dir bei!

**11 – 20 Punkte:**
Die ersten seelischen und körperlichen Stresssymptome machen sich bei Dir auf allen, oder einer der 4 ausgewerteten Ebenen langsam bemerkbar.
Es ist ratsam, dass Du Deine Stressbewältigungskompetenzen steigerst und aktiv Entspannungsmethoden in Dein Leben integrierst. So kannst Du präventiv etwas gegen möglichen Dauerstress tun und diesen aktiv vorbeugen und Deine Gesundheit dadurch schützen.

**21 und mehr Punkte:**
Du scheinst schon im Teufelskreis der körperlichen und seelischen Überlastung auf Grund von belastendem Dauerstress zu stecken. Verspannungen, emotionale Belastung und Gesundheitsstörungen machen sich bemerkbar.
Du solltest unbedingt aktiv gegen Stressfaktoren in Deinem Leben vorgehen und für mehr Gelassenheit, innere Ruhe und tägliche Entspannung in Deinem Leben sorgen.
Stressbewältigung sollte für Dich eine aktive Rolle in Deinem Leben spielen damit sich Körper, Geist und Seele erholen können und Du Deine Energiereserven wiederauffrischen kannst. Sei es Dir selbst wert, damit Du ein gesundes und selbstbestimmtes, glückliches Leben leben kannst!

**Tipp:** Gehe den Stresstest noch einmal durch und schreibe Dir die Stressfaktoren heraus, welchen Du als „stark" bewertet hast.
Diese Faktoren dienen Dir als Warnsignal und sind ein erster Hinweis darauf, wo
Du in Deinem Leben etwas verändern kannst.

Das Leben ist wie ein Spiel!
Höhen und Tiefen gehören zum Leben dazu!
Die Höhen halten uns motiviert weiter zu machen.
Die Tiefen machen das Leben erst interessant.
Ohne Tiefen würden wir schnell die
Neugier am Leben verlieren,
so wie wir auch das Interesse an einem
Spiel verlieren würden,
würden wir es immer gewinnen.

# 9. Was stresst Dich?

## 9.1 Dem Stress auf der Spur – Ursachenforschung

Wenn Du nun herausgefunden hast, dass Du gestresst bist und dass Deine Gesundheit langfristig durch Stress gefährdet sein könnte, geht es im nächsten Schritt erst einmal um die Ursachenforschung. Nur wenn wir die Ursache kennen, können wir die Symptome von Stress auch im Keim ersticken.
Für die Ursachenforschung kannst Du Dir zum einen die bekannten W-Fragen stellen, also wann, wo, wie, was und wer stresst mich. Zum anderen kannst Du Deine Life-Balance einmal etwas genauer unter die Lupe nehmen.

**Dem Stress auf die Spur kommen nach Gert Kaluza**
Der Psychotherapeut, Trainer, Berater, Autor und Gründer des GKM-Instituts für Gesundheitspsychologie Prof. Dr. Gert Kaluza hat eine Vorgehensweise entwickelt, welche dabei unterstützen kann, Stressfaktoren und somit die Ursachen für Stress zu identifizieren.
Um Stressoren zu identifizieren hilft es die folgenden Fragen zu beantworten:

**Wann, wo, wer und was stresst Dich?**
Wann bin ich gestresst?
Wo bin ich gestresst?
Wer stresst mich?
Was passiert in der Stresssituation?

**Wie sieht Deine Reaktion auf Stress aus?**
Was spürst Du körperlich?
Was fühlst Du?
Was tust Du?
Was sagst Du?
**Bewertung der Stressreaktion**
Wie bewertest Du die Situation und Dein Verhalten?
Wie bewertest Du das Verhalten der Beteiligten?
Welche Erwartung hast Du an Dich?
Welche Erwartung hast Du an die Beteiligten?

**Fazit:**
Empfindest Du die identifizierte Stresssituation immer noch genauso stressig, nachdem Du sie bewertet hast? Wenn ja, warum?
Was kannst Du tun, um die Stresssituation zu beheben / zu minimieren?

Egal ob körperliche, seelische oder geistige Belastung:
Bei Heilung geht es immer darum
die Ursache zu beseitigen,
anstatt nur Symptome zu bekämpfen!
Nur so kann auch Stress
ganzheitlich aufgelöst werden!

## 9.2 Life-Balance Test

Eine weitere Methode um die Ursachen für Stress in Deinem Leben zu identifizieren ist es, dass Du Deine Life-Balance einmal unter die Lupe nimmst, um herauszufinden ob Du allen Lebensbereichen ausreichend Zeit und Aufmerksamkeit widmest.
Deine Life-Balance steht für alle Lebensbereiche, welche Deinen Alltag beeinflussen. Das heißt Familie, Freunde, Gesundheit, Freizeit, Zeit für Dich selbst, Arbeit und was Dir sonst noch wichtig ist.
Früher hat man von der Work-Life-Balance gesprochen. Diese Begrifflichkeit schloss die Arbeit als Teil des Lebens aus. Die Arbeit ist jedoch ein Teil unseres Lebens und gehört somit zum Leben dazu. Daher spricht man heute von der sogenannten Life-Balance.
Wie der Begriff schon erahnen lässt, geht es darum eine Balance im Leben zu schaffen. Das schafft man, indem man jedem Lebensbereich die entsprechende Zeit auf Aufmerksamkeit widmet, um so einen Ausgleich zu schaffen.
Besteht dieser Ausgleich im Außen nicht, so sind auch wir nicht ausgeglichen. Sprich, wir sind gestresst.
Um das zu veranschaulichen kannst Du Dir einmal eine Waage vorstellen, auf welcher sich alle Deine Lebensbereiche befinden. Die Waage sollte die meiste Zeit ausbalanciert sein, damit auch Du ausgeglichen bist.
Bedenke dabei, dass Deine Life-Balance situationsbedingt und das Gewicht der einzelnen Lebensbereiche mal schwerer und mal leichter sein kann.
Dein Ziel sollte jedoch sein: Ein Gleichgewicht über alle Lebensbereiche zu schaffen und es zu erhalten. Wie Deine Lebenswaage aussieht ist dabei individuell.
Um Deine Life-Balance einmal unter die Lupe zu nehmen, kannst Du den Test auf der folgenden Seite für Dich beantworten.

**Life-Balance Test**

Bewerte die folgenden Aussagen mit häufig, selten und nie. Je häufiger Du mit „häufig" antwortest, desto wahrscheinlicher ist Deine Life-Balance außer Balance. Sollte das der Fall sein, dann ist es ratsam, dass Du Deine Life-Imbalance einmal genauer betrachtest. Nur so kannst Du Wege ermitteln, wie Du die einzelnen Lebensbereiche wieder in Balance bringen kannst.

**Selbstwahrnehmung**

- Ich fühle mich dauergestresst
- Ich treffe Entscheidungen erst, wenn ich alle negativ wahrgenommenen Möglichkeiten ausgeschlossen habe
- Ich bin ein Multitasking-Talent, aber manchmal laufe ich Gefahr, dass doch etwas schief geht
- Ich bin fremdgesteuert
- Ich frage selten/nie um Hilfe, denn ich bin stark
- Ich kann nicht „Nein" sagen, selbst dann nicht, wenn mir alles zu viel wird
- Meistens trifft Murphys Gesetz in meinem Leben zu und das Pech verfolgt mich (Murphys Gesetz: Wenn eine Sache schief geht, geht irgendwie alles schief)
- Ich bin stolz auf meine effektive und rasche Arbeitsweise
- Ich muss alles unter Kontrolle haben
- Ich werde bei Stau und in Warteschlangen aggressiv und fühle mich komplett entnervt. Manchmal drängle ich sogar
- Ich kann mich nicht ändern auch wenn ich will. Meine Lebenssituation lässt das nicht zu
- Ich verberge meine Talente und Fähigkeiten lieber vor anderen und gebe wenig von mir Preis. So bin ich nicht angreifbar

- Manchmal raste ich total aus und danach tut es mir leid
- Kleinigkeiten können mich auf die Palme bringen

**Umgang mit Deinen Mitmenschen**
- Ich treibe meine Mitmenschen häufig zur Eile an
- Ich unterbreche andere und spreche ihre Sätze zu Ende
- Die träge Entscheidungsfindung und langsame Handlungsfähigkeit meiner Mitmenschen stören mich
- Konflikte mit meinen Mitmenschen führen zu schlaflosen Nächten und starker emotionaler Reaktion
- Ich gerate regelmäßig in Konflikte mit meinen Mitmenschen

**Freizeit**
- Ich schaffe es nicht Sport zu betreiben und mich zu bewegen. Die Arbeit und familiäre Aktivitäten nehmen mich zu sehr ein
- Entspannung ist für mich nicht möglich
- Auf meine Ernährung zu achten und zu kochen habe ich keine Zeit
- Ich habe keine Energie Zeit für meine Mitmenschen aufzubringen

Wie häufig hast Du mit häufig geantwortet? Wie fühlt sich das an? Musst Du etwas an Deiner Life Balance ändern? Was denkst Du?

Nun kannst Du Dir noch folgende Stress entlastende Fragen selbst beantworten:
1. Setzt Du Dich in Deinem Alltag häufig selbst zu sehr unter Druck? Wenn ja, wozu?
2. Für wen möchtest Du tatsächlich perfekt sein? Lohnt es sich perfekt sein zu wollen, wenn Du bedenkst das Perfektion im Auge des Betrachters liegt, situations- und stimmungsabhängig ist? Du bist zu jeder Zeit perfekt so wie Du bist, weil es Dir zu einem bestimmten Moment auch nur genauso möglich ist.
3. In welchen Lebensbereichen kannst Du mit etwas Mühe und Unterstützung von Anderen etwas verändern, um Dich zu entlasten?
4. Würden sich Deine Mitmenschen nicht auch manchmal freuen, wenn Du um ihre Hilfe bittest? Würde um Hilfe zu bitten Deinen Mitmenschen nicht zeigen, dass sie gebraucht werden und Du ihnen vertraust? Wollen wir nicht alle gebraucht werden? Macht es dann nicht Sinn sich helfen zu lassen und um Hilfe zu bitten?
5. Was hindert Dich daran die Dinge in Deinem Leben zu verändern, welche Dich stressen? Ist das auch tatsächlich so? Sind es vielleicht Ausreden damit Du nicht ins Handeln kommen musst? Ist es tatsächlich besser langfristig unzufrieden zu sein, als ins Handeln zu kommen und eventuell angreifbar zu sein?
6. Wie sieht es mit Deiner Life Balance aus? Zufrieden, überfordert, unterfordert?
7. Warum glaubst Du sieht Deine Life Balance so aus wie sie aussieht?
8. Wie ist Deine ideale Lebenssituation, wenn Du sie Dir herbeizaubern könntest? Was sind die Vorteile und Nachteile Deines perfekten Lebenstraums?
9. Ist Dein Idealbild Deines Lebens, nachdem Du Dir die Vorteile und Nachteile bewusst gemacht hast, immer noch ideal? Wenn nicht, macht es Sinn weiterhin danach zu streben und sich eventuell dabei zu verausgaben?
10. Was kannst Du heute noch tun, um Dein Leben stressfreier zu gestalten und eine Life-Balance herzustellen? Liste mindestens 10 Dinge auf.

Dein Ziel sollte es sein den Alltag so zu gestalten, dass Du mindestens eine Grundzufriedenheit an durchschnittlichen Tagen empfindest. Besser ist es jedoch glücklich zu sein. Deshalb arbeite daran glücklich und nicht nur zufrieden zu sein.

Du lebst dieses Leben nur einmal. Stresse Dich aber nicht dabei und lasse einfach ab und zu einmal los…

**Tipp:** Wenn Du Deine persönliche Zufriedenheit in den verschiedenen Lebensbereichen Deines Lebens einmal analysieren möchtest, empfehle ich Dir Kapitel 1 in meinem Buch „Life Coaching Ohne Coach“. Hier findest Du das sogenannte Lebensrad, welches Dir dabei hilft Dein Leben einmal genauer unter die Lupe zu nehmen, um Maßnahmen in den Lebensbereichen zu ermitteln, wo Du zufriedener sein möchtest.

Das Sprichwort „Das Leben läuft rund" sagt aus,
dass das Leben gut ist, wenn wir allen Bereichen in unserem Leben
die benötigte Aufmerksamkeit schenken.
So kann kein Bereich den anderen negativ beeinflussen,
denn kein Bereich wird vernachlässigt und
es findet ein Ausgleich statt.
So ist das auch mit Körper, Geist und Seele.
Alle 3 Bereiche benötigen die entsprechende
Aufmerksamkeit und Pflege!

## 9.3 Glaubenssätze

Ein weiterer Schritt in der Ursachenforschung für Stressauslöser in Deinem Leben ist es, Deine Glaubenssätze kennen zu lernen.
Glaubenssätze sind unbewusste und tief in uns verankerte Lebensregeln, welche wir uns in frühster Kindheit durch Erfahrungen und die Erziehung wichtiger Bezugspersonen aneignen. Sie dienen unserem Selbstschutz in der Kindheit, um besser mit negativen Gefühlen, Gedanken und Erfahrungen klar zu kommen. Schließlich können wir uns als Kinder schlecht gegen unerwünschte Einflüsse von außen und gegen Verletzungen und Missachtungen unserer Bedürfnisse wehren. Wieder einmal ein ausgeklügeltes System unseres Verstandes, um uns zu schützen.
Als Erwachsene steht uns unser Verstand hier jedoch eventuell im Weg, denn wir brauchen diesen Selbstschutz seltener, als wir ihn in der Kindheit benötigt haben. Schließlich können wir uns als Erwachsene durch unsere Sprache und unser Handeln entsprechend wehren, sowie unsere Bedürfnisse äußern.
Da diese Lebensregeln jedoch im Unterbewusstsein weiterhin verankert und aktiv sind und uns in ähnlichen Situationen mit entsprechenden Gefühlen und Gedanken versorgen und zum Handeln veranlassen sollen, sorgen genau diese Glaubenssätze nicht selten zu Stress.
Das trifft vor allem dann zu, wenn wir gegen unsere eigenen Bedürfnisse handeln und nicht einmal verstehen warum wir das tun.
Daher ist es ratsam Dir einmal Zeit zu nehmen und zu überlegen, welche negativen Glaubenssätze hinter belastenden Situationen wirken könnten.
Diese Glaubenssätze verstecken sich insbesondere hinter Sätzen, welche wir häufig über selbst sagen und über uns selbst denken. Zum Beispiel: „Ich bin nicht gut genug“, „Ich bin nicht hübsch“, „Ich mache alles falsch“, usw.
Meistens fangen diese Sätze mit „Ich bin“ an und beinhalten eine negative Bewertung.
Du kannst Dir also folgende Fragen zu Deinen negativen Glaubenssätzen stellen:

- Welche negative Bewertung denkst Du, oder sagst Du regelmäßig über Dich?
- Welche Glaubenssätze über Dich und die Welt beeinflussen Dein Leben negativ?
- In wie weit glaubst Du, dass diese Glaubenssätze Stress in Deinem Leben verursachen?
- Was kannst Du tun damit die negativen Glaubenssätze seltener einen negativen Einfluss auf Dein Leben haben?
- Was kannst Du tun damit die negativen Glaubenssätze keinen Einfluss mehr auf Dein Leben haben?

Als kleinen Tipp, hinterfrage Deinen Verstand und glaube ihm nicht alles. Zusätzlich kannst Du Deine negativen Glaubenssätze auch positiv umformulieren. Achte dabei darauf keine Negationen zu verwenden und sie in der Gegenwart zu formulieren.
Aus „Ich bin nicht gut genug“ kannst Du „Ich bin gut so wie ich bin“ machen. Wenn Du Dir das regelmäßig sagst und Dir fest vornimmst daran zu glauben, dann glaubt es auch irgendwann Dein Verstand.
Du kannst Deine Software mit Geduld umschreiben/überschreiben.

Übrigens gibt es auch positive Glaubenssätze, welche Du Dir ebenfalls durch positive Erfahrungen in der Kindheit aneignest. Diese tun hier aber erst einmal nichts zur Sache, denn sie verursachen positiven Stress, welcher Dich glücklich macht. Zumindest, so lange Du nach Deinen positiven Glaubenssätzen lebst.

**Tipp:** In meinem Buch „Life Coaching Ohne Coach“ gehe ich noch näher auf das Thema Glaubenssätze ein.

**Stress entsteht erst durch unsere negative Bewertung!
Bewerte Stress positiv und
er wird sich nicht mehr negativ anfühlen.**

## 9.4 Innerer Antreiber

Ein Glaubenssatz, welchen Du relativ schnell identifizieren kannst und welcher häufig zu Stress führt, ist der sogenannte „Innere Antreiber".
Innere Antreiber sind unbewusste Lebensregeln, welche als Motivator agieren und sich in Deiner Kindheit entwickelt haben.
Als Motivator sind sie uns dienlich. Motivieren die „inneren Antreiber" uns jedoch zu sehr und verausgaben uns, so können sie auch kontraproduktiv sein und zu Stress führen.
Nicht selten werden „innere Antreiber" auch zu Zwängen und Süchten, welche nie gut für unser Wohlbefinden und die Gesundheit sind. Zwänge und Süchte führen letztendlich immer zu Stress.
Daher ist es sinnvoll die 5 am meisten verbreiteten Hauptantreiber zu kennen und den eigenen zu identifizieren.

Die **5 häufigsten „Inneren Antreiber"** sind:

**1. „Ich muss stark sein"**
Die folgenden **Glaubenssätze** können darauf hinweisen, dass dieser Antreiber bei Dir besonders ausgeprägt ist: Was in mir vorgeht geht keinen etwas an. Ich schaffe alles allein. Ich bin immer auf das Schlimmste gefasst. Zähne zusammenbeißen. Ich bin stark und keiner kann mir etwas anhaben. Gefühle muss ich nicht zeigen. Gefühle zeigen macht mich schwach und angreifbar.
**Positive Eigenschaft des Antreibers:**
Einfluss, Stärke, Unabhängigkeit.

**2. „Ich muss es allen recht machen"**
Die folgenden **Glaubenssätze** können darauf hinweisen, dass dieser Antreiber bei Dir besonders ausgeprägt ist: Nein sagen fällt mir schwer. Sei immer freundlich. Nur keine Konflikte. Die Anerkennung anderer ist ausschlaggebend. Was denken andere über mich? Eigene Interessen muss ich zum Wohle der Anderen zurückstellen.
**Positive Eigenschaft des Antreibers:**
Mitgefühl, Liebenswürdigkeit, Freundlichkeit

**3. „Ich muss mich beeilen"**
Die folgenden **Glaubenssätze** können darauf hinweisen, dass dieser Antreiber bei Dir besonders ausgeprägt ist: Ich muss mich dauerhaft beschäftigen, damit meine Zeit sinnvoll genutzt wird. Ich darf mich nicht ausruhen. Multitasking. Nur keine Zeit verschwenden. Antreiber sein und Dinge vorantreiben. Schnell sein bringt Anerkennung.
**Positive Eigenschaft des Antreibers:**
Schnelligkeit, Zeit und Chancen werden genutzt, Zielbewusstsein, Produktivität, Disziplin.

**4. „Ich muss perfekt sein"**
Die folgenden **Glaubenssätze** können darauf hinweisen, dass dieser Antreiber bei Dir besonders ausgeprägt ist: Meine Arbeit muss immer gründlich und fehlerfrei sein. Schlampereien sind unmöglich. Fehler dürfen nicht passieren. Verbessern kann man immer etwas. Ich bin nie gut genug. Ich muss besser werden. Bloß keine Schwäche zeigen. Fehler machen mich angreifbar.
**Positive Eigenschaft des Antreibers:**
Genauigkeit, Fehlerlosigkeit, Korrektheit.

**5. „Ich muss mich anstrengen"**

Die folgenden **Glaubenssätze** können darauf hinweisen, dass dieser Antreiber bei Dir besonders ausgeprägt ist: Erfolg muss man sich hart erarbeiten. Bloß nie aufgeben. Nur Leistung ist wertvoll. Mühe wird belohnt. Reiß Dich zusammen. Ich muss es schaffen. Ich schaffe das auch allein.

**Positive Eigenschaft des Antreibers:**

Durchhaltevermögen, Beharrlichkeit, Gründlichkeit, Ausdauer, Disziplin.

## 9.4.1 Test: Ermittle Deinen Hauptantreiber

Deinen persönlichen Hauptantreiber kannst Du mit einem Selbsttest ermitteln, welchen die Psychologen und Autoren Karl Kälin und Peter Müri (2000) entwickelt haben.
Diesen Test kannst Du auf den folgenden Seiten selbst einmal ausprobieren.

**Schritt 1:** Bewerte die Aussagen im Test auf einer Skala von 1-5.
1 steht für „trifft gar nicht auf mich zu" und 5 steht für „trifft völlig auf mich zu". Die 3 ist neutral.

**Schritt 2:** Nachdem Du die Aussagen bewertet hast, addiere die Punkte aus Deiner Bewertung zu den einzelnen Aussagen wie nach dem Test vorgegeben.

Dein Hauptantreiber ist der, welcher die höchste Punktzahl hat. Er motiviert Dich und kann Dich stressen.

**Tipp:** Damit das Ergebnis nicht beeinflusst wird erkennst Du im Test nicht, welche Aussage zu welchem „Inneren Antreiber" gehört. Deshalb beantworte die Fragen am besten ohne Dir den Test vorher genauer anzusehen. Höre dabei auf Dein Bauchgefühl.

**Vor dem Test**
Welcher „innere Antreiber" trifft auf Dich am meisten zu? Schätze doch einmal ein wie Du Dich selbst wahrnimmst bevor Du den Test machst.

**„Ich muss stark sein"**
**„Ich muss es allen recht machen"**
**„Ich muss mich beeilen"**
**„Ich muss perfekt sein"**
**„Ich muss mich anstrengen"**

**Nach dem Test**
Mache Dir doch einmal Gedanken über Deine Vergangenheit und überlege Dir in welchen positiven und negativen Situationen Dich Dein Hauptantreiber angetrieben hat. Stelle Dir dafür die folgenden Fragen:

- Wann war Dir Dein Hauptantreiber nützlich?
- Für welche Situationen im Jetzt und in der Zukunft kannst Du ihn Dir zu Nutze machen?
- Wann hat Dein Hauptantreiber Dich eher verausgabt und gestresst?
- Wann solltest Du Dich von Deinem Hauptantreiber nicht mehr antreiben lassen?
- Was kannst Du dafür tun, dass Dein Hauptantreiber Dir nicht mehr schadet (Maßnahmen)?

Wenn Du weißt wie Du Deinen Hauptantreiber gut für Dich nutzen kannst, kannst Du Stress reduzieren und im besten Fall sogar Erfolge aufweisen.

# Test: Dein persönlicher Hauptantreiber

**Schritt 1: Bewerte jede Aussage auf einer Skala von 1 bis 5.**
1 = trifft überhaupt nicht zu
2 = trifft nicht zu
3 = neutral
4 = trifft etwas zu
5 = trifft voll zu

**Die Aussagen zur Ermittlung des Inneren Antreibers sind:**
1. Wenn ich eine Arbeit mache, dann mache ich sie gründlich
2. Ich fühle mich verantwortlich, dass diejenigen die mit mir zu tun haben, sich wohl fühlen
3. Ich bin ständig auf Trab
4. Anderen gegenüber zeige ich meine Schwächen nicht gerne
5. Wenn ich raste, dann roste ich
6. Häufig verwende ich Sätze wie: "Es ist schwierig, etwas so genau zu sagen."
7. Ich sage oft mehr, als eigentlich nötig
8. Ich habe Mühe, Leute zu akzeptieren, die nicht genau sind
9. Es fällt mir schwer Gefühle zu zeigen
10. Nur nicht locker lassen ist meine Devise
11. Wenn ich eine Meinung äußere begründe ich sie auch
12. Wenn ich einen Wunsch habe, erfülle ich ihn mir schnell
13. Ich liefere einen Bericht erst ab, wenn ich ihn mehrere Male überarbeitet habe
14. Leute die "herumtrödeln", regen mich auf
15. Es ist mir wichtig von den anderen akzeptiert zu werden
16. Ich habe eine harte Schale, aber einen weichen Kern
17. Ich versuche oft herauszufinden was andere von mir erwarten, um mich danach zu richten
18. Leute die unbekümmert in den Tag hineinleben, kann ich nur schwer verstehen
19. Bei Diskussionen unterbreche ich die anderen oft
20. Ich löse meine Probleme selber
21. Aufgaben erledige ich möglichst rasch
22. Im Umgang mit anderen bin ich auf Distanz bedacht
23. Ich sollte viele Aufgaben noch besser erledigen
24. Ich kümmere mich persönlich auch um nebensächliche Dinge
25. Erfolge fallen nicht vom Himmel, ich muss sie hart erarbeiten
26. Für dumme Fehler habe ich kein Verständnis
27. Ich schätze es, wenn andere auf meine Fragen rasch und bündig antworten
28. Es ist mir wichtig von den anderen zu erfahren, ob ich meine Sache gut gemacht habe
29. Wenn ich eine Aufgabe einmal begonnen habe, führe ich sie auch zu Ende
30. Ich stelle meine Wünsche und Bedürfnisse zugunsten anderer zurück
31. Ich bin anderen gegenüber oft hart, um von ihnen nicht verletzt zu werden
32. Ich trommele oft ungeduldig mit den Fingern auf den Tisch
33. Beim Erklären von Sachverhalten verwende ich gerne eine klare Aufzählung
34. Ich glaube, dass die meisten Dinge nicht so einfach sind, wie viele meinen
35. Es ist mir unangenehm andere Leute zu kritisieren
36. Bei Diskussionen nicke ich häufig mit dem Kopf
37. Ich strenge mich an, meine Ziele zu erreichen
38. Mein Gesichtsausdruck ist eher ernst
39. Ich bin nervös
40. So schnell kann mich nichts erschüttern
41. Meine Probleme gehen die anderen nichts an

42. Ich sage oft Sätze wie: „Mach mal schneller/vorwärts"
43. Ich sage oft: „genau", „exakt", „klar“, „logisch"
44. Ich sage oft: "Das verstehe ich nicht"
45. Ich sage eher: „Kannst Du es nicht einmal versuchen" als „Versuche es einmal"
46. Ich bin diplomatisch
47. Ich versuche die an mich gestellten Erwartungen zu übertreffen
48. Beim Telefonieren bearbeite ich oft noch etwas anderes
49. Auf die Zähne beißen, Augen zu und durch heißt meine Devise
50. Trotz enormer Anstrengung will mir vieles einfach nicht gelingen

**Schritt 2: Auswertung**
Die einzelne Aussagen treffen auf einen bestimmten „Inneren Antreiber“ zu. Daher musst Du Deine Punkte zu den einzelne Aussagen entsprechend miteinander addieren. Folge dazu den folgenden 5 Schritten.

1. Addiere die Punkte aus den folgenden Aussagen 1, 8, 11, 13, 23, 24, 38, 43, 44 & 47. Sie stehen für den inneren Antreiber „Ich muss perfekt sein“.

2. Addiere die Punkte aus den folgenden Aussagen 3, 12, 14, 19, 21, 27, 32, 39, 42 & 48. Sie stehen für den inneren Antreiber „Ich muss mich beeilen“.

3. Addiere die Punkte aus den folgenden Aussagen 5, 6, 10, 18, 25, 29, 34, 37, 44 & 50. Sie stehen für den inneren Antreiber „Ich muss mich anstrengen“.

4. Addiere die Punkte aus den folgenden Aussagen 2, 7, 15, 17, 28, 30, 35, 36, 45 & 46. Sie stehen für den inneren Antreiber „Ich muss es allen recht machen“.

5. Addiere die Punkte aus den folgenden Aussagen 4, 9, 16, 20, 22, 26, 31, 40, 41 & 49 Sie stehen für den inneren Antreiber „Ich muss stark sein

**Dein Hauptantreiber ist der, mit der höchsten Punktzahl.**
**Ist dieser identisch mit Deiner Selbsteinschätzung vor dem Test?**

Was treibt Dich an?
Was hält Dich neugierig am Leben?
Was schenkt Dir Lebensmut?
Welche 3 Werte sind Dir wichtig?
Orientiere Dich daran und lebe danach,
dann handelst Du in Deinem Interesse!
Das tut Körper, Geist und Seele gut!

# 10. Stresswarnsignale frühzeitig erkennen

## 10.1 Die Stressampel

Bevor ich Dir Strategien vorstelle, welche dabei helfen können bestehenden Stress zu meistern, möchte ich Dir eine meiner Lieblingsmethoden vorstellen, welche dabei helfen kann negativen Stress vorzubeugen.
Es handelt sich dabei um die sogenannte Stressampel nach Gert Kaluza (2018). Sie dient als Orientierungshilfe zur Früherkennung von Stress und als Warnsignal bei akutem Stress.
Wie das Wort Stressampel schon sagt, handelt es sich dabei um eine Ampel mit einem roten, gelben und grünen „Warnsignal". Jedes Warnsignal steht für die jeweilige Stressphase.
Grün steht für Wohlbefinden und Leistungsfähigkeit.
Gelb weist auf erste Stresssymptome hin und dient sozusagen als Früherkennung von aufkommendem Stress, welchem nun frühzeitig entgegengewirkt werden kann, um Stress gar nicht erst akut werden zu lassen.
Rot steht für akuten Stress. Diesem sollte sofort entgegengewirkt werden, damit dieser nicht gesundheitsbeeinträchtigend, oder schädigend für die Beziehung werden kann.
Bei der Stressampel geht es darum sich seiner ganz persönlichen Stresssignale bewusst zu werden, um Stress frühzeitig entgegenwirken zu können bevor Stress akut und gesundheitsbeeinträchtigend werden kann. Stressprävention bedeutet letztendlich das eigene Wohlbefinden aktiv zu schützen, um das Wohlergehen dadurch langfristig zu erhalten.

Bei der Methode der Stressampel notiert man sich die ganz persönlichen emotionalen, geistigen und körperlichen Anzeichen und das eigene Verhalten bei Wohlbefinden (grüne Phase), anfänglichem Stress (gelbe Phase) und akutem Stress (rote Phase).
Die folgenden Fragen können bei der Identifikation der Symptome und Anzeichen für Wohlbefinden und Stress helfen:

1. Welches sind Deine Anzeichen für Wohlbefinden? Wie verhältst Du Dich, wenn es Dir richtig gut geht?
2. Woran merkst Du geistig, emotional, oder körperlich, dass so langsam ein Stresszustand einsetzt? Wie verhältst Du Dich bei beginnendem Stress?
3. Welche geistigen, emotionalen, oder körperlichen Symptome treten bei Dir auf, wenn Du in einem Zustand der Überlastung angekommen bist? Wie verhältst Du Dich?

Als Hilfsstellung anbei ein paar Beispiele für Anzeichen und Symptome von Stress und Wohlbefinden in den einzelnen Ampelphasen.

**Rote Ampelphase: Akuter Stress**
**Körperliche Verfassung:** Appetitlos, müde, flache Atmung, Zähneknirschen, Magenbeschwerden, Verstopfung, Nachtschweiß, Herzstechen, Rückenschmerzen etc.
**Geistige Verfassung:** Konzentrationsschwäche, Leistungsabfall, Grübeln, entscheidungsschwach, verwirrt, mit sich selbst unzufrieden etc.
**Emotionale Verfassung:** Selbstwertgefühl beeinträchtigt, Ängste, Schatten über der Seele, depressiv, lustlos, frustriert, hilflos, ärgerlich, etc.
**Verhalten:** Ungeduldig, zickig, gereizt, aufbrausend, Rückzug aus Gesellschaft, Angriff, Essstörung, Schlaflosigkeit, Wunsch Alleinsein, Sport bis zur Verausgabung, Suchtverhalten, Zwänge etc.

**Gelbe Ampelphase: Beginnender Stress**
**Körperliche Verfassung:** Verspannungen, Magenschmerzen, Sodbrennen, Kopfschmerzen etc.

**Geistige Verfassung:** Unkonzentriert, entscheidungsfaul etc.
**Emotionale Verfassung:** Ruhelos, lustlos, faul, unzufrieden, unausgeglichen etc.
**Verhalten:** Ruhelos, kontaktscheu, meckern, pessimistisch, exzessiver Sport, Kontrollverhalten z.B. auch über das Essen, Putzen etc.

**Grüne Ampelphase: Wohlbefinden**
**Körperliche Verfassung:** Wohlgefühl, keine Schmerzen.
**Geistige Verfassung:** Konzentriert, leistungsstark, neugierig etc.
**Emotionale Verfassung:** Glücklich, zufrieden, erfreut, entspannt, ruhig etc.
**Verhalten:** Kontaktfreudig, empathisch, engagiert, motiviert, aktiv, lachen etc.

Bedenke immer, dass Stressanzeichen individuell sind und Stress von jedem anders erfahren und erlebt wird. Das trifft auch auf unterschiedliche Stresssituation zu. Was den einen stresst, kann einem anderen sogar Freude bereiten.
Deshalb ist es wichtig, dass Du Dir über Deine eigenen Stresssymptome bewusst wirst. Nur so kannst Du aufkommendem Stress entgegenwirken und Stress abbauen, sollte er schon akut sein.

Nachdem Du Dir Deine individuellen Anzeichen für Stress bewusst gemacht hast, kommt jedoch erst der wichtigste Teil dieser Stresspräventionsmethode.
Das Identifizieren und Festlegen von Maßnahmen bei beginnendem Stress und bei akutem Stress.
Bedenke dabei immer, dass die Maßnahmen genauso individuell sind wie die Anzeichen und Symptome für Stress. Es gibt bei der Maßnahmenentwicklung daher keine Grenzen. Alles was Dir helfen kann und gut tut ist dabei sinnvoll und hilfreich.
Anbei ein paar Beispiele:

**Maßnahmen gegen akuten Stress (rote Phase):**
Urlaub, Wellness, Entspannungsmethoden, Hilfe anfragen in der Familie oder auch professionell, Lebenssituation verändern, Tagesablauf verändern, Ängsten entgegenwirken, Konfliktmanagementmethoden und Problemlösungsmethoden erlernen, Probleme lösen, mit dem Partner und der Familie über Ängste, Sorgen und Nöte sprechen, schädliche Beziehungen auflösen, Arbeitgeber wechseln, Neuorientierung etc.

**Maßnahmen gegen aufkommenden Stress (in der gelben Phase):**
Hobby nachgehen, spazieren, Zeit mit der Familie, tief durchatmen, ablenken, Sport, gute Ernährung etc.

**Tipp 1:** Sei kreativ und male Dir Deine Stressampel inklusive Maßnahmen auf ein Blatt Papier und hänge die Stressampel in der Wohnung auf, um Dich daran zu erinnern. Kleine Gedankenstützen helfen dabei die Maßnahmen auch anzuwenden.

**Tipp 2:** Wenn Du Deine Stressanzeichen kennst, kannst Du diese auch mit dem Partner oder Familienangehörigen teilen und sie darum bitten Dir dabei zu helfen Stress abzubauen, wenn Deine Mitmenschen erste Anzeichen von Stress bei Dir erkennen.
Sie können Dich ablenken, Dich unterstützen, Arbeit und Sorgen abnehmen, dabei helfen Probleme und Konflikte zu minimieren oder sogar zu eliminieren, oder Dir Gutes tun. Vor allem können Sie Dich jedoch nett auf Deine ersten Verhaltensveränderungen bei aufkommendem Stress aufmerksam machen. Oft erkennen wir im Stress selbst nicht mehr, dass wir gestresst sind bzw. es gerade werden. Konstruktive und wohlgemeinte Hilfestellung von lieben Angehörigen, Freunden und Kollegen kann hier hilfreich sein.

Dein Körper ist das Sprachrohr Deiner Seele
und nur er ermöglicht es Dir zu leben!
Dein Geist hält Dich am Leben! Du bist Deine Seele!
Deine Seele ist universelle Energie!
Wir sind alle Energie und somit Eins!

# 11. Stressmanagementmethoden

Unter den Stressmanagementmethoden gibt es zahlreiche. Sie lassen sich jedoch in drei Kategorien aufteilen:

**1. Kognitive Stressmanagementmethoden**
Diese Methoden beschäftigen sich mit unseren Gedanken und wie wir unser Denken positiv ausrichten können, damit wir positiver Fühlen und Handeln. Wer realistisch optimistisch denkt, der kann sein Stresslevel aktiv und nachhaltig minimieren.

**2. Instrumentelle Stressmanagementmethoden**
Instrumentelle Stressmanagementmethoden dienen uns als Werkzeuge in akuten Stresssituationen und unterstützen uns dabei unser Leben stressfreier zu gestalten.
Es handelt sich um Selbst-, und Zeitmanagementmethoden.

**3. Palliativ-regenerative Stressmanagementmethoden**
Diese Methoden setzen am alltäglichen Verhalten und der Lebensweise an und beschäftigen sich damit, wie Stress durch Entspannung, Ernährung, Sport, Wellness und guten Schlaf minimiert werden kann.

Auf diese unterschiedlichen Methoden gehe ich in den folgenden Kapiteln ein.

# 12. Kognitive Stressmanagementmethoden

Das kognitive Stressmanagement umfasst Methoden und Werkzeuge, welche dabei unterstützen sollen individuelle, stressauslösende und -verstärkende Einstellung zu verändern und positiv auszurichten.
Dabei wird mit Bewertung, Denkmustern und Motiven gearbeitet, welche unser Denken, Fühlen und Handeln beeinflussen.
Im Allgemeinen gilt, dass negative Bewertungen einer Sache, einer Situation oder einer Person Stress verstärken kann. Denn immer, wenn wir etwas negativ bewerten, dann fühlen wir uns auch entsprechend. Negative Gefühle führen zu Stress und unter Stress handeln wir eher kontraproduktiv, was wiederum zu mehr Stress führen kann.
Zu den **kognitiven Stressmanagementmethoden** zählen zum Beispiel:

- Die positive Ausrichtung von tiefverinnerlichten Glaubenssätzen
- Die ABC-Methode nach Albert Ellis
- Die 4-A-Strategie oder die SOS-Methode in akuten Stresssituationen nach Gert Kaluza

Diese Methoden stelle ich in den folgenden Kapiteln vor.

Vorab jedoch noch ein paar allgemeine Tipps, um mit Stress gedanklich und emotional besser umzugehen.
Dazu kannst Du Folgendes tun:

- Sei Dir Deiner persönlichen Werte bewusst und handle nach ihnen
- Übe Dich in Vergebung und lasse negative Gedanken hinter Dir
- Akzeptiere Deine persönlichen Grenzen
- Versuche nicht perfekt zu sein, denn das wirst Du nie erreichen, da Perfektion im Auge des Betrachters liegt, situations- und stimmungsabhängig ist. Stelle einfach nur Dich zufrieden
- Sei Dir bewusst, dass jeder Erfolg ein Erfolg ist und weder groß noch klein. Erst wenn Du Erfolg bewertest wird er zu einem großen, oder kleinen Erfolg. Lasse alle Erfolge groß sein
- Fokussiere Dich auf Deine wichtigsten Werte, Deine Träume und Dein Wohlergehen in Deinem Leben
- Passe Deine persönlichen und beruflichen Prioritäten nach Deinen Bedürfnissen an
- Übe Dich darin mit einer positiven Einstellung durch Dein Leben zu gehen
- Lächle so viel Du kannst, denn selbst wenn Dein Lächeln nicht echt ist werden positive Gefühle in Dir hervorgerufen
- Sei nicht zu ernst mit Dir selbst
- Sehe Probleme als Herausforderungen und Herausforderungen als Chancen

## 12.1 Stressmanagement durch Gedankenmanagement

Ein wichtiger Punkt zu weniger Stress im Leben und hin zu mehr Gelassenheit ist es, die Gedanken positiv auszurichten, denn unsere Gedanken beeinflussen unsere Gefühle und unsere Gefühle unser Handeln.
Wer positiv denkt, der fühlt sich besser und handelt in den meisten Fällen mit mehr Selbst- und Nächstenliebe. Wer in Selbst- und Nächstenliebe agiert, reduziert automatisch das Stresslevel in seinem Leben. Letztendlich kommt es dadurch seltenen zu inneren und zwischenmenschlichen Konflikten. Weniger Konflikte bedeutetet weniger stressfördernde Probleme im Leben, denn Probleme entstehen immer aus inneren und äußeren Konflikten heraus. Insbesondere wenn wir meinen, dass wir Herausforderungen und Konflikte nicht lösen können, oder wenn der Verlust trotz der Problemlösung zu groß erscheint.
Wer Stress im Leben reduzieren möchte, sollte aktiv daran arbeiten seine Gedanken so gut es geht positiv auszurichten, um den Alltag gelassener und mit mehr Vertrauen in sich selbst und in das Leben zu bestreiten.
Gelassenheit und Vertrauen bringen innere Ruhe mit sich und beides hilft gegen jegliche Form von negativem Distress.

Nun leben wir in einer Zeit und in einer Kultur, welche sehr negativ ausgerichtet zu sein scheint und in welcher es kaum noch Zeit gibt, sich mit den eigenen Gedanken und Gefühlen zu befassen. Zudem kommt, dass die Meisten von uns regelrechte Angst davor haben sich selbst zu fühlen, die eigenen Gefühle wahrzunehmen und den verletzten Gedanken zu zuhören und entsprechend ins Handeln zu kommen. Lieber lenken wir uns permanent durch selbstauferlegte Verpflichtungen und Freizeitaktivitäten ab.
Dadurch wird unser Leben nur leider nicht besser, Probleme bleiben bestehen und Verletzungen vertiefen sich im schlimmsten Fall sogar noch. Der Stresspegel steigt und weitere innere und zwischenmenschliche Konflikte entstehen. Ein Teufelskreis, in welchem wir uns häufig nur als Opfer sehen. Schließlich ist es auch einfacher sich in einer Opferrolle des eigenen Lebens wahrzunehmen, anderen die Schuld an der misslichen Lage zu geben und als Opfer auch die entsprechende Aufmerksamkeit unserer Mitmenschen zu erhalten, um dadurch ein Minimum an Selbstwertgefühl aufrecht zu erhalten. Doch keiner von uns ist ein Opfer. Wir tragen alle selbst dazu bei was in unserem Leben geschieht und jeder Aktion folgt bekanntlich eine Reaktion. Wir entscheiden zu jeder Zeit selbst wie wir agieren wollen und müssen uns der Konsequenzen entsprechend bewusst sein.
Aus der Opferrolle herauszutreten und Verantwortung für das Leben zu übernehmen ist jedoch nicht leicht, denn wir müssen handeln und in Handlungen verbirgt sich ein Risiko zu scheitern. Davor haben die Meisten von uns große Angst und verweilen daher gerne in der altbekannten und sicheren Opferrolle. Ein Opfer zu sein bedeutet jedoch Stress, denn wie das Wort schon sagt, befindet sich ein Opfer in Gefahr. Wir sind nur dann keine Opfer mehr, wenn wir handeln und da unser Handeln mit den eigenen Gedanken in Verbindung steht, sollten wir uns im Zuge des Stressmanagements hier positiv ausrichten.
Leichter gesagt als getan, doch wer geduldig übt, wird davon profitieren.

Unser Gehirn ist neuroplastisch. Das bedeutet, es ist anpassungsfähig und legt entsprechend unserer Gedanken neuronale Nervenbahnen an und verknüpft diese.
Das kannst Du Dir so vorstellen, wie ein Netzwerk aus Straßen in Deinem Kopf. Jeder Gedanke hat eine bestimmte Adresse und wie schnell Du zu dem Gedanken kommst, hängt davon ab wie Dein Straßen Netzwerk, also die Infrastruktur in Deinem Kopf, aufgebaut ist.
Diese Infrastruktur kannst Du mit etwas Fleiß und Geduld manipulieren und umbauen.
Dafür bedarf es vieler positiver Gedanken. Diese sollten an positive Gefühle gekoppelt sein, denn unser Gehirn verarbeitet Gedanken am besten, wenn die entsprechenden Gefühle dabei

vorhanden sind. Da unser Gehirn jedoch nicht entscheidet was real und nicht real ist, hilft allein schon die aktive Vorstellung einer Situation und eines Gefühls.
Mit der Zeit lernt der Verstand automatisch positiv zu denken, denn das neuronale Netzwerk wird entsprechend umgebaut und angelegt. Die Wege zu den positiven Gedanken sind dann entsprechend kürzer, als zu den negativen. Wir denken vorwiegend positiv und machen das ganz unbewusst und ohne große Anstrengung. Genau das passiert bei Menschen, welche die meiste Zeit positiv gestimmt erscheinen. Ihre Gedankengänge sind positiv ausgerichtet.
Diese unbewusste positive Ausrichtung der Gedanken ist das Ziel des Gedankenmanagements im Zuge der Stressprävention.
Um das noch ein bisschen verständlicher darzustellen, kannst Du Dir dabei Dein Gehirn auch wie einen Muskel vorstellen. Muskeln müssen mit Gewichten gekräftigt und trainiert werden. Das Gehirn durch das Gedankenmanagement, welches aktives positives Denken und Visualisieren bedeutet. Und auch hier macht kontinuierliches Üben und Training den Meister.

Das Gedankenmanagement umfasst dabei viele verschiedene Methoden mit welchen das Gehirn trainiert werden kann. Jede Einzelne bedarf jedoch Fleiß, Willenskraft, Ausdauer, als das Wahrnehmen und bewertungsfreie Hinterfragen der eigenen Gedanken und Gefühle, gefolgt von der positiven Ausrichtung der eigenen Gedanken.

Eine der wichtigsten und erfolgreichsten Methoden im Gedankenmanagement, welche auf Grund zahlreicher positiver Erfahrungen an immer mehr Beliebtheit gewinnt, ist die Meditation. Meditation ist dabei kein esoterischer Quatsch, wie leider häufig angenommen wird. Die Meditation ist vielmehr eine Übung, welche es uns erlaubt unsere Gedanken zur Ruhe zu bringen und ihnen auch einmal zuzuhören. Wer seinen Gedanken und Gefühlen lauscht, nimmt aktiv Kontakt zu seinem Unterbewusstsein und seiner Seele auf und nur diese wissen, was wir wirklich wollen. Wer weiß was er will und wohin die Reise gehen soll und entsprechend agiert, der trägt aktiv zur Stressprävention bei.

An dieser Stelle ist es auch wichtig zu verstehen, welche Aufgabe Körper, Geist und Seele haben. Das möchte ich ganz kurz erläutern.
Die Seele steht dafür was wir wirklich sind und sein wollen. Sie steht für unsere Wünsche, Träume und Hoffnungen.
Unser Körper ist das Sprachrohr der Seele und erlaubt es uns überhaupt durch das Leben zu gehen. Ohne ihn könnten wir die Welt um uns herum durch die 5 Sinne nicht wahrnehmen und uns auch nicht fortbewegen, nicht kommunizieren und nicht interagieren. Wir könnten unsere Bedürfnisse nicht äußern, nicht lieben, fühlen, schmecken, riechen, sehen, oder hören. Wir könnten nicht wahrnehmen und handeln und somit würden wir auch nicht wirklich leben.
Unser Verstand hingegen hat nur eine Aufgabe und diese ist es unser Überleben zu sichern. Ein Schutzmechanismus aus Urzeiten, wo wir uns noch vor Säbelzahntigern und Co. schützen mussten.
Der Verstand scannt dabei ununterbrochen über die 5 Sinne unsere Umgebung auf mögliche Gefahren ab. Eingehende Sinneseindrücke vergleicht er daraufhin mit Erfahrungen der Vergangenheit. Findet der Verstand in einer Situation im Jetzt eine verletzte Erfahrung, oder eine Gefahrensituation aus der Vergangenheit, so veranlasst er die Entstehung negativer Gefühle, um uns zu warnen. Gefühle sind dazu da uns ins Handeln zu bringen und entsprechend bei Gefahr durch unser Handeln zu schützen.
Die Vergangenheit ist jedoch vergangen und eine Situation im Jetzt bedeutet in den seltensten Fällen auch wirklich Gefahr. Wir empfinden es lediglich als Gefahr, denn unser Verstand veranlasst schließlich auf biochemischer Ebene die entsprechenden und nötigen Gefühle, um uns zu schützen.

Die Krux an der Sache ist, dass viele unbewussten Verletzungen vorwiegend in unserer Kindheit entstanden sind, als wir uns noch nicht mit Worten und durch Taten wehren konnten. Diese Verletzungen und Ängste haben sich fest in unserem Unterbewusstsein festgesetzt und äußern sich in Form von unbewussten negativen Glaubenssätzen über uns selbst und die Welt. Diese schüchtern uns unbewusst ein, verängstigen uns und beeinträchtigen unser Selbstwertgefühl und unser Selbstbewusstsein.
Da uns Verletzungen schwächen, verwundbar machen und in Gefahr bringen könnten, warnt uns unser Verstand in ähnlichen Situationen, auch wenn keine tatsächliche Gefahr besteht. Das tut er indem er Gefühle der Angst, der Wut, des Zorns, des Ärgers, der Trauer, oder des Schmerzes in uns auslöst und somit Stress erzeugt. Negative Gefühle und Stress veranlassen uns in den Kampf, die Flucht, oder ins Erstarren überzugehen. Diese 3 Reaktionen dienen seit Urzeiten unserem Überleben und haben uns die Kindheit erleichtert, als wir uns nicht wehren uns schützen konnten.
Nun ist es jedoch so, dass wir uns als Erwachsene in ähnlichen verletzenden Situationen, durch Worte und Taten wehren und schützen können und es auch keine Säbelzahntiger und Co. mehr gibt. Irgendwie hat sich unser Verstand jedoch noch nicht an diese moderne und relativ sichere Zeit angepasst und genau deshalb ist unser Verstand beziehungsweise sind unsere Gedanken häufig irreführend und nicht immer im Einklang mit unseren Herzenswünschen. Der altbekannte Herz-Kopf Konflikt entsteht und somit ein Kampf zwischen Wünschen und der vermeintlichen Sicherheit.
Das bedeutet das wir unserem Verstand, also unseren Gedanken, tatsächlich nicht alles glauben dürfen was er uns erzählt, sondern unsere Gedanken und Gefühle hinterfragen sollten. Dadurch können wir unnötigen Stress minimieren und ihn präventiv verhindern.
Und genau dabei hilft das aktive Gedankenmanagement.
Eine Methode im Zuge der Stressprävention ist die sogenannte ABC-Methode.

## 12.2 Die ABC-Methode

Die ABC-Methode des amerikanischen Psychologen Albert Ellis geht davon aus, dass jegliche Situation in unserem Leben neutral ist, solange wir sie nicht bewerten. Somit ist jede Situation erst einmal bewertungsfrei und weder positiv noch negativ.
Erst wenn wir eine Situation basierend auf unseren Erfahrungen und Gefühlen bewerten, ist sie nicht mehr neutral, sondern wird automatisch in positiv, oder negativ kategorisiert.
Bewerten wir eine Situation negativ, so kann das Gefühl von Stress entstehen. Meist sind negative Bewertungen nämlich mit negativen Gefühlen wie Angst, Ärger, Unwohlsein, Überforderung etc. gekoppelt. Diese Gefühle bewirken ein Gefühl der Überforderung und somit Stress. Wir könnten laut unseres sicherheitsbedürftigen Verstandes schließlich in Gefahr sein, oder in gewisser Weise bedroht werden.
Die Sache mit dem Bewerten ist jedoch, dass wir zu jeder Zeit Einfluss auf die Bewertung haben und dementsprechend auch entscheiden können die Dinge allgemein positiv zu bewerten. Das wirkt Stress entgegen und beugt ihn präventiv vor.
Die ABC-Methode kann genau dabei helfen, denn sie erlaubt die Umformulierung negativer Bewertungen ins Positive bevor Stress entstehen kann. Stress wird dabei im Keim erstickt.

Die ABC-Methode geht davon aus, dass jede Situation aus einem Auslöser (A), einer Bewertung (B) und einer Konsequenz (C – Englisch Consequence) besteht.
Am Auslöser, welcher den Stress verursacht, können wir manchmal nichts ändern. Jedoch immer an der Bewertung und folgend an der resultierenden Konsequenz und somit an unserem Stresspegel.
Das bedeutet im ersten Schritt jedoch, dass wir eine stressauslösende Situation (Auslöser) und unsere negative Bewertung erst einmal erkennen müssen, um uns folgend die tatsächlichen Konsequenzen vor Augen zu führen und die Bewertung der Situation dann entsprechend positiv umzuformulieren.
Wenn Du erste Stresssignale bemerkst kannst Du Schritt für Schritt die **ABC-Methode** anwenden.

**Schritt 1:** Innehalten, durchatmen, sich bewusst machen, dass im Hier und Jetzt keine Gefahr besteht. Du bist sicher.

**Schritt 2:** Den **A**uslöser der Stresssituation erkennen und identifizieren – Wer löst den Stress aus? Was löst den Stress aus?

**Schritt 3:** Die eigene **B**ewertung erkennen, identifizieren und hinterfragen – Welche negative Bewertung versteckt sich hinter dem Gefühl von Stress und warum?

**Schritt 4:** Sich bewusst machen, dass die Konsequenz (**C**), gar nicht so schlimm ist, wie sie momentan erscheint – Was ist das Schlimmste was passieren kann und besteht die Gefahr wirklich, dass diese Situation eintritt? Ist das tatsächlich so?

**Schritt 5:** Die eigene Bewertung in Frage stellen – Ist das tatsächlich so?

**Schritt 6:** Nun diese negative Bewertung in eine positive Bewertung umformulieren.

**Schritt 7:** Die positive Bewertung durch die gedankliche Visualisierung verinnerlichen, damit auch Dein Verstand Dir glaubt und er auf biochemischer Ebene veranlasst, dass Deine Gefühle sich positiv ausrichten und Du entspannst.

**Tipp:** Übe die ABC-Methode vor unangenehmen und stressauslösenden Situationen, indem Du Sie vorab durchspielst. So kannst Du Stress präventiv vermeiden.

Mit dieser Methode kannst Du aufkommendem Stress aktiv entgegenwirken. Zudem kannst Du Dir diese Erkenntnis verinnerlichen und in ähnlichen Situationen ins Gedächtnis rufen, welche Dich stressen könnten. So bist Du vorbereitet.

Wenn die ABC-Methode nicht wirkt, oder Du Dich schon in einer akuten Stresssituation befindest, dann kann die sogenannte 4-A-Strategie nach Kaluza helfen.

Was für ein Segen es doch ist,
dass Du allein und zu jeder Zeit selbst entscheiden kannst und
darfst was Du denken, was Du fühlen und
wie Du handeln willst.
Das steht alles in Deiner Macht!
Nimmst Du diese Macht auch an Dich?

## 12.3 Stressmanagement in akuten Stresssituationen

Akute Stresssituationen an Orten und unter Menschen wo wir uns nicht zurückziehen können, oder bei welchen wir in akuten Stress verfallen kennt jeder.
In diesen Situationen sind Entspannungsmethoden und das Hinterfragen der eigenen, stressauslösenden Denkmuster häufig nicht möglich bzw. nicht so einfach umsetzbar.
Müssen wir den Stress in solchen Situationen ertragen und aushalten? Ein ganz klares NEIN. Auch für diese Situationen gibt es hilfreiche Methoden, welche uns dabei unterstützen Stress im Akutfall zu minimieren, oder zu eliminieren.
Eine davon ist die 4-A-Strategie nach dem Stressexperten Gert Kaluza.

Bei der **4-A-Strategie** geht es um eine Situationsanalyse, welche unsere Konzentration auf die Methode selbst lenkt und uns somit ablenkt. Ablenkung beruhigt den Geist und gleichzeitig arbeiten wir schon an einer Lösung. Immer wenn wir bei Problemen ins Handeln kommen, geht es uns schon etwas besser, denn wir tun aktiv etwas gegen das vermeintliche Übel. Das schenkt Hoffnung und die brauchen wir im Kampf gegen Stress.
Das Hauptziel dieser Methode ist es jedoch, dass wir zur Erkenntnis kommen, dass die Situation gar nicht so schlimm ist wie sie uns im ersten Moment erscheint.
Je häufiger wir uns genau das bewusst machen, desto eher speichert unser Verstand dieses Denkmuster ab und wir verfallen auch zukünftig nicht so schnell wieder in eine Stressreaktion. Zudem verarbeiten wir stressige Situationen dadurch auch besser. Dadurch wird der Stress weniger intensiv erlebt. Dadurch tragen wir aktiv und präventiv zu unserem Wohlergehen bei und schützen unsere Gesundheit vor den möglichen Folgen von dauerhaften und akutem Distress.

Die **4-A-Strategie nach Kaluza** schlägt in einer akuten Stresssituation dabei folgende **Vorgehensweise in 4 Schritten** vor:

**Schritt 1: Annehmen/Akzeptieren der Situation**
Erst einmal geht es darum wahrzunehmen, dass man gestresst ist und sich dann zu sagen: „Ok ich bin gestresst, aber das ist nicht schlimm und in Ordnung so. Ich darf gestresst sein. Auch negative Gefühle gehören zum Leben dazu. Sie machen mich nicht zu einem besseren, oder schlechteren Menschen! Letztendlich ist Stress lediglich ein Gefühl, welches durch einen biochemischen Prozess in meinem Körper ausgelöst wurde um mich vor etwas zu beschützen. Das Gefühl von Stress ist nicht dauerhaft und verschwindet auch wieder, so wie es plötzlich aufgekommen ist. Im Hier und Jetzt bin ich sicher!"

**Schritt 2: Abkühlen der Situation mit Hilfe von SOS-Strategien**
In einer Stresssituation können wir nicht klar denken und auch keine guten Entscheidungen treffen. Deshalb muss die Situation erst einmal entschärft werden. Wir benötigen sozusagen eine Abkühlung durch eine Ablenkungs-, oder Entlastungsstrategie. Diese sogenannten SOS-Strategien können von Mensch zu Mensch ganz unterschiedlich sein und ist situationsabhängig. Hier ein paar Beispiele:

1. **Konzentration auf das Gefühl** - Sich fragen, was man gerade braucht, damit es einem besser geht?
2. **Sich von der belastenden Situation entfernen** – Zum Beispiel: auf die Toilette gehen, etwas zum Trinken holen, um den Block laufen etc.
3. **Mentalen Abstand zur Situation nehmen**, zum Beispiel an etwas Schönes denken, oder die Konzentration auf ein schönes Vorhaben in der Zukunft lenken

4. **Atemübung** - Ein paar Minuten auf den Atem konzentrieren, um beim Ausatmen das parasympathische Nervensystem zu entspannen, welches für die Erholung von Körper und Geist zuständig ist
5. **Autogenes Training** - an ein persönliches Wort der Ruhe denken, wie Gelassenheit, Ruhe und dergleichen
6. **Progressive Muskelentspannung** – Muskel im Körper anspannen und entspannen und Konzentration auf diese Handlung lenken
7. **Bewegung** – Strecken, aufstehen, kurz um den Block laufen, Yoga, Tanzen, Sport etc.
8. **Abreagieren** mit einem Stressball, auf etwas weiches schlagen, den Körper kräftig schütteln, oder kurz mal schreien, wenn es die Lokation zulässt. Bitte nicht Mitmenschen anschreien, denn dann verschlimmert sich die Situation meist. Sich dabei selbst zu verletzen ist auch nicht Sinn der Sache
9. **Einer ruhigen und wenig anspruchsvollen Tätigkeit nachgehen**, welche Konzentration bedarf (z.B.: Dokumente abheften, Mandalas malen, Gegenstände zählen, welche sich in der Umgebung befinden etc.)
10. **Etwas machen, was Dir Spaß macht**
11. **Alles was Dir sonst noch einfällt und guttut**

**3. Analysieren der Situation**

Nach der Abkühlung der Situation empfiehlt es sich, sich einen Überblick über die momentane Situation zu verschaffen. Das hilft dabei die Situation besser einschätzen zu können und sich im nächsten Schritt für eine abhelfende Handlung zu entscheiden.
Nehme dazu gedanklich die Adlerperspektive ein und betrachte die Situation von außen. Was siehst Du? Notiere Dir was Du siehst, fühlst und denkst.

**Schritt 4: Entscheidung treffen: Ablenkung, oder Aktion (Handlung)**

Nun muss eine Entscheidung her, wie Du mit der Stresssituation umgehen möchtest. Möchtest Du etwas verändern und ist es Dir die Mühe der Veränderung überhaupt wert?

Eine Ablenkung ist immer dann sinnvoll und empfehlenswert, wenn eine Änderung der Situation nicht möglich, oder eine Veränderung nicht erwünscht ist, beziehungsweise es der Mühe nicht wert ist. Die SOS-Strategien aus Schritt 2 kannst Du zur Ablenkung nutzen, aber auch alle anderen Aktivitäten, welche Dich ablenken, entspannen und Spaß machen.

Ins Handeln kommen solltest Du immer dann, wenn es sich um eine wichtige und veränderbare Veränderung handelt. Strategien hin zur Veränderung können unter anderen sein:

1. Nein-Sagen zu etwas, dass Du nicht möchtest
2. Bedürfnisse klar und deutlich kommunizieren
3. Einen Plan erstellen, um das Ziel zu erreichen
4. Hilfe und Unterstützung suchen
5. Problemlösung zum Beispiel nach der „7 Schritte Methode zur Problemlösung“
6. Entschleunigen/Entrümpeln des eigenen Lebens
7. Entspannungsmethode, Wellness, Psychohygiene
8. Sich von negativen sozialen Kontakten und Umgebungen trennen
9. Etc.

Wie Du vielleicht bemerkt hast, spielt die Fragestellung beim Gedankenmanagement eine wichtige Rolle. Durch Fragen können wir die eigenen Gedanken sozusagen einem Realitätscheck unterziehen und sie auf ihre Wahrhaftigkeit und Dringlichkeit analysieren.

Deshalb kannst Du im Allgemeinen mit Fragetechniken arbeiten, wenn Du mit Deinen Gedanken arbeiten möchtest, um diese entsprechend Deiner Vorstellungen und Wünsche auszurichten.
Fragetechniken helfen im Übrigen auch wunderbar dabei, die eigenen Motive und die der Mitmenschen zu hinterfragen. Das hilft wiederum dabei sich und andere besser kennen und verstehen zu lernen. Dabei entwickelt sich automatisch eine gewisse Selbstliebe und Empathie für andere und das fördert einen guten sozialen Umgang und vermeidet stressauslösende Konflikte.

Bedenke immer das Zeit
das Kostbarste ist was Du hast.
Daher nutze sie weise, aber stresse Dich nicht!
Was heute trotz Deiner Bemühungen nicht umgesetzt werden kann,
langt auch noch morgen.
Hauptsache Du hast es versucht und Dich bemüht!
Das ist das Einzige, was Du selbst beeinflussen kannst!

# 13. Instrumentelles Stressmanagement

Das instrumentelle Stressmanagement befasst sich damit die Ursachen für die externen und internen Stressquellen (Stressoren) in unserem Leben zu identifizieren und folgend zu reduzieren, oder zu eliminieren.
Zu den Methoden und Werkzeugen des instrumentellen Stressmanagements zählen unter weiteren:

1. Die Problemlösung in 7 Schritten
2. Das realistische und bedarfsgerechte Energie- und Zeitmanagement
3. Die Lebensplanung in 7 effektiven Schritten
4. Die Priorisierung von Aufgaben
5. Das Erlernen des „Nein-Sagens“
6. Die Identifikation und Weiterentwicklung von Ressourcen und Stärken
7. Das Konfliktmanagement
8. Sich seiner Rechte bewusst sein, um sich wehren und schützen zu können
9. Die Lebensveränderung, wenn nötig (z.B. Arbeitgeber-, Wohnortwechsel)

In den folgenden Kapiteln stelle ich verschiedene Methoden des instrumentellen Stressmanagements vor.

## 13.1 Problemlösung in 7 Schritten

Dauerstress entsteht meist dann, wenn wir es mit ungelösten und/oder immer wiederkehrenden Problemen zu tun haben, für welche wir keine für uns ersichtliche Lösung parat haben.
Eine Lösung für Probleme gibt es jedoch immer, beziehungsweise können wir das Problem durch eine Veränderung der Situation abmildern. Dadurch können wir aktiv gegen Stress in unserem Leben vorgehen.
Genau hier liegt jedoch häufig das eigentliche Problem, denn wir tun einfach nichts gegen das Problem. Manchmal wissen wir noch nicht einmal was der Auslöser wiederkehrender und ungelöster Probleme ist.
Deshalb besteht eine weitere Maßnahme im Zuge des Stressmanagements darin, sich Zeit zu nehmen und ein bestimmtes Problem systematisch abzuarbeiten. Die 7 Schritte Methode zur Problemlösung kann dabei sehr behilflich sein. Schnelle Lösungen gibt es jedoch für einige Probleme leider nicht.
Daher liegt es an uns zu entscheiden ob wir uns etwas Zeit für die systematische Problemlösung nehmen, oder Wochen, Monate, oder Jahre durch das Problem gestresst sein wollen. Bedenke, dass Du Dir damit selbst Leid zufügst.
Auch müssen manche Probleme gar nicht gelöst werden.

Die **7 Schritte zur Problemlösung im Überblick**:
1. Beschreibung des Problems – um was geht es?
2. Festlegung des Ziels – was möchte ich durch die Problemlösung erreichen?
3. Lösungen sammeln – welche Lösungswege gibt es?
4. Alternative Lösungswege bewerten - welcher Lösungsweg ist am vorteilhaftesten?
5. Konkrete Schritte planen - Handlungsplan erstellen
6. Schritte umsetzen – erster Schritt nach 3 Tagen
7. Bilanz ziehen – Problem gelöst durch getätigte Schritte?

Auf den folgenden Seiten findest Du die detaillierte Vorgehensweise der „Problemlösung in 7 Schritten“ und hast die Möglichkeit eines Deiner Probleme auch gleich anzugehen.
Überlege Dir hierfür, welches Problem Dich momentan besonders beschäftigt und arbeite es an Hand der empfohlenen 7 Schritte Vorgehensweise zur Problemlösung einmal durch. Viel Spaß und Erfolg dabei!

### 7 Schritte zur Problemlösung

**Schritt 1: Was ist Dein Problem (Problembeschreibung & Ursache)?**
Nur wer versteht worum es bei einem bestimmten Problem geht, kann auch Ideen zur Lösungsfindung entwickeln.
Deshalb solltest Du dem Problemauslöser erstmal auf die Spur kommen, Dir Deiner Reaktion auf das Problem, sowie Deiner intrinsischen (innere Antrieb) Bewertung des Problems bewusstwerden. Auch eine Situation wird erst dann zum Problem, wenn wir sie entsprechend bewerten. Ohne Bewertung ist alles was ist neutral und somit weder gut noch schlecht, richtig, oder falsch. Erst durch die Bewertung wird eine Herausforderung zum Problem.

Um dem stressenden Problemauslöser auf die Spur zu kommen, helfen die folgenden Fragen:

**Das Problem im Detail**
- Was ist das Problem? Beschreibe und benenne es im Detail.

**Problembeschreibung**

- Was stresst Dich?
- Wann bist Du gestresst?
- Wo bist Du gestresst?
- Wer stresst Dich?
- Was genau passiert in der Stresssituation?

**Deine Stressreaktion**

- Was spürst Du körperlich?
- Was spürst Du emotional?
- Was passiert geistig?
- Was tust Du?
- Was sagst Du?

**Bewertung**

- Wir bewertest Du die Situation?
- Wie bewertest Du Dein Verhalten?
- Wie bewertest Du das Verhalten des/der Beteiligten?
- Welche Erwartungen hast Du an Dich?

**Ursachenforschung**

Nachdem Du das Problem genauer beschrieben hast, Dir Deiner Reaktion, sowie Deiner Bewertung des Problems bewusst bist, geht es darum die Ursache für das Problem zu erforschen. Schließlich willst Du das Problem nicht nur kennen und Symptome bekämpfen, sondern die Ursache hinter dem Problem beseitigen.

Zur **Ursachenerkennung des Problems** kannst Du Dir die Fragen beantworten:

1. Setzt Du Dich selbst zu sehr unter Druck?
2. Entsteht das Problem durch den Druck von anderen?
3. Entsteht das Problem durch eine bestimmte Situation?
4. Hast Du zu hohe Erwartungen an Dich selbst?
5. Hast Du zu hohe Erwartungen an den Beteiligten?
6. Erwartest Du zu viel in der gegebenen Situation?
7. Betrachtest Du nur die negative Seite der Situation?
8. Gibt es Positives was aus dem Problem entstehen könnte?
9. Kannst Du etwas an der Situation ändern?
10. Hast Du selbst Einfluss auf die Problemlösung?
11. Was könnte tatsächlich die Ursache für das Problem sein?

**Schritt 2: Zielfestlegung – Was möchtest Du durch die Problemlösung erreichen?**
Wer ein Problem lösen möchte sollte sich auch den Zielzustand bewusst machen, denn ohne ein Ziel sind wir selten motiviert auch zu handeln.
Dabei geht es auch darum die eigene Verantwortung für die Problemlösung zu übernehmen. Zu gerne geben wir die Verantwortung ab, indem wir uns wünschen ein Beteiligter würde sich ändern, oder wir hoffen sogar auf den unbekannten Retter aus der Not.
Manchmal genießen wir es jedoch auch einfach nur uns im Selbstmitleid zu baden und dadurch Fürsorge und Aufmerksamkeit zu erhalten.
In der Opferrolle zu verweilen und keine Verantwortung für das eigene Leben zu tragen ist einfacher, als ins Handeln zu kommen. Halten wir an unseren Gewohnheiten fest, so können wir nicht scheitern und wissen mit der Situation umzugehen, wenn auch nicht besonders gut. Alles Neue ist schließlich ungewiss und je älter wir werden, desto eher vermeiden wir ungewohnte Situationen, denn sie machen uns Angst.
Probleme lösen sich ohne eigene Veränderung und Handeln jedoch selten.
Zudem ist es nachweislich schneller, effektiver, einfacher und zielversprechender, wenn wir selbst ins Handeln kommen und uns nicht ausschließlich auf andere verlassen, oder auf eine Handlung eines Mitmenschen warten, welcher das Problem lösen könnte.
Daher solltest Du Dir bei einem bestehenden Problem überlegen, was Du selbst durch die Problemlösung erreichen möchtest. Es ist nie sinnführend, wenn Du Dir Gedanken darüber machst was andere tun, oder nicht mehr tun sollten. Das liegt nicht in Deiner Macht und Verantwortung.
Um Dein Ziel definieren zu können, helfen die Fragen:

1. Möchtest Du das Problem lösen, oder soll es nur seltener auftreten?
2. Möchtest Du eventuell nur einen besseren Umgang mit dem Problem erlangen?
3. Wie möchtest Du Dich körperlich, seelisch, geistig und emotional fühlen nachdem das Problem gelöst werden konnte?
4. Wie verändert sich Dein Verhalten nachdem das Problem gelöst werden konnte?
5. Wie verändert sich das Verhalten der Beteiligten, wenn das Problem gelöst werden konnte?
6. Welcher Zustand nach der Problemlösung muss erreicht sein, damit Du Dich ruhiger, gelassener und zufriedener fühlst?
7. Was bist Du selbst gewillt zu tun, um den gewünschten Zielzustand nach der Problemlösung zu erreichen?
8. Wie soll der Zielzustand aussehen? Genaue Beschreibung

**Visualisierung des Zielzustands**
Solltest Du Schwierigkeiten haben einen Zielzustand für Dich zu definieren, so kann Dir die Visualisierung Deines Zieles nach der Problemlösung dabei helfen eine lebendige und klare Vorstellung des gewünschten Zustandes zu erreichen.
Hierfür kannst Du Dich an einen ungestörten und gemütlichen Wohlfühlort zurückziehen, es Dir gemütlich machen und bei entspannter Musik, oder in völliger Ruhe entspannen.
Wenn Du soweit bist dann schließe Deine Augen, atme ein paarmal tief ein und aus und spüre in Dich hinein. Was fühlst und denkst Du, wenn Du an das Problem denkst? Wie fühlt sich Dein Körper an? Welche Emotionen kommen auf?
Nun stelle Dir vor, dass das Problem in wenigen Tagen/Wochen gelöst ist und beantworte Dir die folgenden Fragen intuitiv und aus dem Bauch heraus. Richtige und falsche Antworten gibt es dabei nicht. Alles was Du fühlst und denkst, ist gut so wie es ist.

- Wie fühlt sich Dein Körper bei der Vorstellung an, dass das Problem gelöst ist?
- Welche Emotionen empfindest Du nach der Problemlösung?
- Welche Menschen sind bei Dir?

- Wie verhalten sich diese Menschen?
- Was siehst Du in dieser Situation?
- Was hörst Du in dieser Situation?
- Was tust Du in dieser Situation?
- Was denkst Du in dieser Situation?
- Wie fühlt es sich an, wenn Du das Problem nicht lösen kannst und der gewünschte Zielzustand nicht eintrifft?

Wenn Du Dir diese Fragen beantwortet hast, komm langsam und in Deinem Tempo wieder aus Deinem meditativen Zustand zurück ins Hier und Jetzt.
Wenn Du bereit bist, kannst Du jetzt nochmals versuchen das Arbeitsblatt „Zielzustand definieren“ auszufüllen.
*Für diese Visualisierungsübung nimmst Du Dir so viel Zeit wie Du dazu benötigst.*

**Schritt 3: Problemlösungen sammeln**
Nach Schritt 1 und 2 bist Du Dir des Problems, der Problemursache und dem gewünschten Zielzustand nach der Problemlösung bewusst.
Jetzt geht es darum einen Lösungsweg zu finden. Dazu kannst Du Dir zuerst selbst alle möglichen Lösungswege notieren. Wenn es Dir richtig erscheint, ist es hier manchmal auch hilfreich liebe Mitmenschen, um Rat zu bitten. Sei Dir jedoch deren manipulativen und beeinflussenden Fähigkeiten bewusst. Nicht weil sie es böse meinen, sondern weil sie ganz einfach nicht Du sind und Deine Bedürfnisse und Ängste somit nicht kennen beziehungsweise nachempfinden können. Daher ziehe nur Menschen zu Rat, welche Dir wirklich bei dem Problem weiterhelfen können, weil sie Erfahrungen, Kenntnisse und Fähigkeiten mitbringen, welche Dir weiterhelfen können, oder weil sie Dich besonders gut kennen.
Du kannst Dir aber auch einfach die Frage stellen:
Wir würde sich Person X in meiner Problemsituation verhalten?

**Die Regeln bei der Problemlösungsfindung:**
- Es gibt keine Problemlösungsmöglichkeit die keinen Sinn macht
- Schreibe jede Problemlösungsmöglichkeit auf egal wie verrückt sie vorerst klingen mag
- Keine Bewertung der Problemlösungsmöglichkeiten in diesem Schritt

**Schritt 4: Problemlösungen bewerten**
Nun hast Du eine Anzahl an Lösungswegen erkannt und Dir diese notiert. Wahrscheinlich hast Du dabei schon feststellen können, dass Deine Situation gar nicht ganz so ausweglos ist, wie sie im ersten Moment erscheint.
Jetzt geht es darum, dass Du eine Lösung auswählst. Nur wenn Du Dich für eine Lösung entscheidest und hinter dieser Entscheidung stehst, kannst Du das Problem auch mit gutem Gefühl und der nötigen Motivation auflösen.
Als kleine Hilfestellung kannst Du die notierten Lösungswege bewerten. Schreibe Dir hierzu die Vorteile und Nachteile jedes Lösungsweges auf und bewerte sie daraufhin nach Realisierbarkeit, Wichtigkeit und wie zielführend die Lösung ist.
Zusätzlich kannst Du Dir folgende Frage stellen:
Welche persönlichen, sozialen, beruflichen, finanziellen, kurzfristigen und langfristigen Konsequenzen bringen die einzelnen Problemlösungsalternativen mit sich?

**Schritt 5: Handlungsplan Problemlösung**
Im fünften Schritt geht es nun darum für Deine ausgewählte Lösung einen Handlungsplan zu erstellen, um Dein definiertes Ziel zu erreichen.

Das bedeutet, dass Du Dir eine Schritt für Schritt Anleitung erstellst, wie Du das Problem nun lösen möchtest.
Als Hilfestellung kannst Du Dir die folgenden Fragen beantworten:

1. Welche Priorität hat die Problemlösung auf einer Skala von 1 (hoch) bis 5 (niedrig)?
2. Bis wann soll das Problem gelöst sein (Termin & Zeit)?
3. Wann startest Du mit der Problemlösung (Termin & Zeit)?
4. Wie löst Du das Problem (Methode)?
5. Welche Ressourcen benötigst Du zur Problemlösung (Hilfsmittel)?
6. Wer kann Dir bei der Problemlösung helfen (Helfer/Unterstützer)?
7. Schritt für Schritt Anleitung

Deine Schritte sollten unbedingt realistisch und terminiert sein. Besser ist es auch in Babyschritten, statt Elefantenschritten, zu planen. Zum einen um Kraftreserven nicht durch unüberdachte Tätigkeiten zu strapazieren und zum anderen um Misserfolge vorzubeugen, welche uns demotivieren könnten.
Deinen Handlungsplan kannst Du Dir in der Wohnung an einen sichtbaren Platz aufhängen, um Dich immer wieder daran zu erinnern, Dich auch an diesen Plan zu halten.

**Schritt 6: Handlungsplan umsetzen**
Nun geht es ums Eingemachte, denn nur wer handelt kann auch tatsächlich etwas an seiner Situation verändern.

Wichtig ist es den ersten Schritt der Problemlösung in den ersten 3 Tagen nach der Planerstellung umzusetzen. Grund hierfür ist, dass wissenschaftlich nachgewiesen werden konnte, dass Handlungspläne nicht umgesetzt werden, wenn wir nicht in den ersten 3 Tagen nach der Handlungsplanerstellung damit beginnen.

Wenn möglich ist es auch empfehlenswert, Deinen Plan in einer einfachen Belastungssituation zu erproben. Erfolgserlebnisse schenken uns Vertrauen, Kraft, motivieren uns und erlauben es auch den Handlungsplan nochmals entsprechend anzupassen, wenn nötig.

**Weitere Tipps und Tricks um Deinen Plan umzusetzen und nicht aufzugeben:**
Hol Dir Gleichgesinnte ins Boot, welche den Plan mit Dir gemeinsam umsetzen, oder Dich dabei unterstützen können. Wenn Du zum Beispiel fitter werden möchtest und Dein Handlungsplan vorsieht morgens nach dem Aufstehen joggen zu gehen, so kannst Du einen Freund, Deinen Partner, oder wen auch immer darum bitten, mit Dir gemeinsam joggen zu gehen. Gemeinschaft motiviert und in der Gemeinschaft kommt es seltener dazu, dass wir an der Umsetzung eines Plans, oder guten Vorsatzes scheitern. Letztendlich fordert, bindet und fördert Teamarbeit.
Des Weiteren ist es wichtig Dir Meilensteine zu setzen und regelmäßig zu evaluieren, ob Du noch auf dem richtigen Weg bist, oder nicht.
Bedenke auch immer, dass Lösungswege Veränderungen der Lebenssituation mit sich bringen. Somit kann es durchaus sein, dass sich Dein Ziel verändert, verschiebt, oder Du ein anderes Ziel vor Augen hast. Dein Plan sollte dann auch entsprechend angepasst werden.
Für jeden Meilenstein welchen Du erreichst und für die Problemlösung selbst, solltest Du Dir auch unbedingt eine Belohnung ausdenken. Auch das hält motiviert.

**Ganz wichtig:** Sei nicht zu streng mit Dir selbst, vertraue in das Leben, sehe Probleme als Weiterentwicklungschance an und bedenke auch immer, dass Fehler ok sind und Du aus

ihnen lernen kannst. Ein Scheitern/Versagen gibt es nicht. Insbesondere dann nicht, wenn Du handelst.
Lass Dich auch von Misserfolgen nicht demotivieren. Diese hat jeder. Die Menschen, welche häufig scheitern, sind jene welche sich von Misserfolgen abhalten lassen, obwohl sie kurz vor dem Ziel sind

Führe Dir Deinen Zielzustand täglich vor Augen, indem Du ihn visualisierst. Vielleicht gleich am Morgen nach dem Aufwachen. So startest Du positiv und motiviert in den Tag.

Bitte liebe Mitmenschen auf Deinem Weg nicht um ihre Meinung, Experten schon. Du bist Experte für Dein Leben und schließlich gehst Du mit einem gebrochenen Arm auch zum Arzt und nicht zu geliebten Mitmenschen.
Leg einfach los. Der beste Zeitpunkt wird nicht kommen. Nur im Hier und Jetzt kannst Du schöpferisch handeln und an Deiner Situation etwas ändern. Die Vergangenheit ist vergangen und die Zukunft kommt sowieso.
Nach dem NLP-Master & und Trainier Thomas Zerlauth (1996) hängt nur durchschnittlich 2% unseres Erfolges von der Technik ab, 28% von der körperlichen Verfassung und 70% von unserer mentalen Stärke. Also fang einfach an.

**Schritt 7: Bilanz ziehen - War die Problemlösung erfolgreich?**
Nach der Problemlösung ist es wichtig, dass Du nochmals in Dich kehrst und überlegst, ob das Ziel auch wirklich erreicht wurde, oder ob es weiterer Schritte bedarf, um Deinen Zielzustand zu realisieren.
Wenn der Zielzustand jedoch erreicht wurde stelle Dir unbedingt die Frage, ob Du mit dem Ergebnis auch wirklich zufrieden bist.
Sollte das nicht der Fall sein, so frage Dich:

- War die Problembeschreibung nicht ausreichend?
- Gibt es vielleicht einen effektiveren und noch nicht entdeckten Lösungsansatz?
- Sollte der Handlungsplan überarbeitet werden?
- Wurden Schwierigkeiten übersehen?

Wenn Du das Problem jedoch zufriedenstellend lösen konntest, solltest Du Dir unbedingt notieren, was Du bei der Lösung dieses Problems gelernt hast. Damit bist Du für zukünftige Probleme besser gewappnet.
Deshalb halte unbedingt schriftlich fest:

- Wie hast Du das Problem gelöst?
- Was hast Du gut gemacht?
- Was kannst Du in Zukunft bei einem ähnlichen Problem besser machen?
- Wann und wo in Deinem Leben kannst Du den aktuellen Lösungsplan noch nutzen? Wo könnte er hilfreich sein?

Probleme und Konflikte sind
auch nur Probleme und Konflikte,
wenn Du sie als genau das bewertest!
Mache beides zu einer Chance
Dich zu verändern und
weiterzuentwickeln und Deine Seele
wird leichter durch das Leben gehen!

## 13.2 Grenzen setzen: Nein-Sagen!

Zum instrumentellen Stressmanagement gehört es auch zu lernen die eigenen Grenzen zu erkennen, deutlich zu setzen und sie entsprechend zu kommunizieren. Das schafft Freiraum und mindert Stress.

Eine Methode Grenzen zu wahren ist es „Nein“ zu sagen. Das ist wichtig, denn unsere Mitmenschen können unsere Grenzen nicht kennen. Die eigenen Grenzen sind ganz individuell und jeder weiß selbst am besten wo, wann und wie die eigenen Grenzen gesetzt werden sollten. Es liegt also an uns allein unsere Grenzen zu wahren, um unser Wohlergehen dadurch zu schützen. Deshalb ist es wichtig frühzeitig und konstruktiv „Nein“ zu sagen.

Nein sagen bezieht sich aber nicht nur auf den Umgang mit unseren Mitmenschen. Auch wir müssen lernen zu Aktivitäten und Dingen „Nein“ zu sagen, welche möglicherweise zur Überlastung und Überforderung und somit zu Stress führen können.

Für viele Menschen leichter gesagt als getan. Besonders für Menschen welche ein sehr hilfreiches, sensibles, sozial-verträgliches, ehrgeiziges und perfektionistisches Gemüt haben. Ihnen fällt es besonders schwer, da sie innere Glaubenssätze (Wertevorstellungen) und Eigenschaften mitbringen, welche das „Nein-Sagen“ erschweren.

Oft stecken hinter der Angst „Nein“ zu sagen auch tiefere Ängste, wie zum Beispiel die Angst vor Ablehnung, Gesichtsverlust, Versagen, Arbeitsplatzverlust, Kritik, den Erwartungen anderer nicht gerecht zu werden usw.

Diese Ängste werden zusätzlich durch meist unbewusste Wünsche verstärkt. Darunter der Wunsch erfolgreich zu sein, der Wunsch helfen zu können, Anerkennung und Wertschätzung zu erhalten, Sicherheit & Kontrolle etc.

Der Druck durch die sich verändernde Arbeitswelt, welche Flexibilität und Anpassungsfähigkeit fordert, macht das „Nein-Sagen“ am Arbeitsplatz besonders schwer. Insbesondere durch immer unsicherere Arbeitsverträge, eine gesteigerte Arbeitsdichte und dem Fokus auf Teamfähigkeit. Wer sich nicht immer für das Team einsetzt gilt schnell als unkollegial und egoistisch.

So kommt es leicht zur Überforderung am Arbeitsplatz und als Folge dessen nicht selten zu Problemen im privaten Lebensbereich, sei es ein ungesunder Lifestyle, oder auch Konflikte in der Familie.

Doch würden wir wirklich unseren Job verlieren, wenn wir ab und zu eine Aufgabe ablehnen, um dabei unsere Grenzen zu wahren? Machen wir uns mit dem ständigen „Ja“ sagen wirklich beliebt, oder sind authentische Menschen, welche hin und wieder „Nein“ sagen vielleicht sogar beliebter?

Wie Du lernst selbstbewusst „Nein“ zu sagen, erfährst Du jetzt.

**Nein-Sagen lernen**

„Nein-Sagen“ kann gelernt werden. Dazu bedarf es der folgenden Schritte:

1. In welchen Situationen ist das Nein-Sagen besonders schwer für Dich?
2. Stelle Dir selbst die Frage warum Nein-Sagen schwer für Dich ist? Wirklich?
3. Identifizieren und notieren der Motive warum Du in bestimmten Situationen Ja sagst, obwohl Du Nein sagen möchtest.
4. Bestehen vielleicht hindernde Glaubenssätze?
5. Steckt vielleicht ein Wunsch dahinter?
6. Hinterfrage diese Motive. Ist das auch wirklich so?
7. Erstelle eine Liste mit Argumenten welche gegen das Nein-Sagen in bestimmten Situationen spricht? Ist das tatsächlich so?
8. Erstelle eine Liste an Argumenten warum und wie das Nein sagen sich in verschiedenen Situationen positiv auf Dein Leben auswirken kann.

9. Welche Konsequenzen könnten folgen, wenn Du Nein sagst? Ist das tatsächlich so?
10. Spiele gedanklich ein Fallbeispiel aus Deinem Leben durch und mache Dir bewusst was die Vor- und Nachteile in dieser Situation sein könnten, Nein zu sagen
11. Wie kannst Du in bestimmten Situationen Nein-Sagen?
12. Wie gehst Du mit möglichen inneren und zwischenmenschlichen Konflikten und mit Ablehnung auf folge Deines Nein-Sagens um? Was sind Deine Strategien um besser mit diesen Konflikten umgehen zu können?

Hast Du Dir die Antworten aus diesen Fragen einmal vor Augen geführt, so kennst Du nun Deine Motive warum es Dir schwer fällt Grenzen zu setzen und wieso das manchmal gar nicht so vorteilhaft ist. Des Weiteren hast Du Dir selbst einen ersten und überzeugenden Überblick darüber gegeben, warum Nein sagen sich durchaus positiv auf Dein Leben auswirken kann.
Nun ist es wichtig zu erfahren wann und wie Du am besten Nein sagen kannst.
Hierzu gibt es die folgenden Empfehlungen.

**Wann und wie sagst Du am besten Nein**
Eine Formell für das „Wann“ man „Nein“ sagen kann gibt es leider nicht. Hier solltest Du die Argumente für und dagegen abwägen. Meistens ist es hilfreich das schriftlich zu tun.
Beim „Wie“ Du am besten „Nein“ sagst ohne Ärger und Konflikte hervorzurufen, gibt es ein paar Möglichkeiten. Diese sind unter anderen:

**1. Sei unerreichbar**
Beispiel: Kein Telefon, Handy, „Nicht stören Schild“, Sprechzeiten.

**2. Bitte um Bedenkzeit**
Zum Beispiel in Fällen wo Du überrumpelt wirst eine Entscheidung zu treffen.
Biete einen Kompromiss an. Das zeigt Deine Bereitwilligkeit, steht für kollegiales Verhalten und verhindert Konflikte.

**3. Setze eine zeitliche Grenze**
Beispiel: Sprechstunden, Deadline selbst festlegen etc.

**4. Delegiere die Verantwortung zurück**
Zum Beispiel kannst Du Deinen Vorgesetzen bei einer zu hohen Arbeitsdichte fragen, welche der vielen Aufgaben Priorität hat. So gibst Du die Verantwortung an den Vorgesetzten ab.

**5. Begründe Deine Ablehnung**
Das schafft Verständnis beim Gegenüber und verhindert unnötige Konflikte.

**6. Lehne ohne Begründung ab**
Zum Beispiel, wenn eine Begründung zu Diskussionen führen könnte, oder eine Rechtfertigung verlangt. Du musst Dich nie rechtfertigen!

**7. Mach Dich Deiner Arbeitsrechte/Rechte bewusst**
Arbeitgeber dürfen nicht alles von ihren Mitarbeitern anfordern und deshalb darfst Du häufiger Nein-Sagen als Du vielleicht denkst. Internetseiten zum Thema Arbeitsrecht können hier helfen. Auch Webseiten von Berufsverbänden und Gewerkschaften. Wer seine Rechte kennt, kann selbstbewusst dafür einstehen.

**8. Erstelle eine Aufgabenliste, welches Familienmitglied, welche Arbeit zu erledigen hat**
Erstelle diese Liste unbedingt gemeinsam mit der Familie, um ein einheitliches Verständnis für die einzelnen Verantwortungsbereiche zu schaffen. Eine Aufgabenliste erlaubt, dass jeder weiß was er zu tun hat und das Nein sagen fällt bei Aufgaben außerhalb des festgelegten Verantwortungsbereich leichter.

**9. Nein-Sagen proben**
Um Nein-Sagen zu lernen ist es hilfreich in leichten Situationen zu üben. Das bedeutet zum Beispiel im Supermarkt „Nein“ zu sagen, wenn die Ware minderwertig ist, abzulehnen wenn eine „unwichtige“ Person etwas von einem erbittet und dem Kollegen, oder Chef auch mal zu sagen, dass man die Arbeit morgen erledigt, wenn man in den Feierabend gehen möchte. Das ist nicht unkollegial und egoistisch, es steht für einen gesunden Egoismus und die sogenannte Selbstfürsorge. Letztendlich bringt es niemandem etwas, auch nicht dem Arbeitgeber, wenn Du Dich überforderst.

Allgemein gilt, dass es Dir Sicherheit gibt, wenn Du Fallbeispiele gedanklich durchspielst und das macht das Nein-Sagen etwas leichter. Schließlich bist Du auf mögliche Konsequenzen vorbereitet.

**Bedenke immer:**
Je häufiger Du positive Erfahrungen mit dem Nein-Sagen durchlebst, umso leichter wird es.

Du darfst jeder Zeit NEIN sagen!
Das versteht sich unter Selbstliebe,
Selbstfürsorge und unter einem gesunden Selbstegoismus.
Selbstegoismus hat nie mit den anderen zu tun,
sondern dient Deinem Schutz!

## 13.3 Bessere Energie- und Zeitverteilung

Stressmanagement bedeutet Selbstmanagement und das heißt Energiemanagement.
Die Wenigsten von uns denken jedoch bewusst und aktiv darüber nach wie sie ihre Zeit und Energie effektiv und sinnvoll nutzen können. Viele neigen daher eher dazu auf Anforderungen von außen zu reagieren. Wer immer nur reagiert, der kann im Leben nicht wirklich über seine Zeit und Energie mitentscheiden und das kann über Dauer zu Unzufriedenheit und Überforderung führen.
Um das zu vermeiden solltest Du Dir:
1. Eine Übersicht über Deine momentane Energie- und Zeitnutzung verschaffen
2. Deine gewünschte Zeit- und Energieverteilung definieren
3. Einen entsprechenden Zeit- und Energieplan erstellen

Dafür kannst Du folgendes tun:

**Schritt 1: Verschaffe Dir eine Übersicht über Deine momentane Zeit- und Energieverteilung**
Schreibe mindestens 10 bis 20 Dinge auf mit welchen Du momentan in einer gewöhnlichen Woche Deine Zeit verbringst. Gewöhnliche Aktivitäten wie schlafen, arbeiten, kochen, Autofahren und essen gehören auch dazu. Bedenke auch die Zeit für Dich selbst, Familie und Freunde etc.
Daraufhin bewertest Du jede Aktivität nach Zeit und Energieverbrauch. Dazu nutzt Du eine Skala von 1 bis 10. 1 bedeutet, dass Du wenig Zeit/Energie für die Aktivität nutzt und 10, dass Du sehr viel Zeit/Energie für die Aktivität benötigst. Höre dabei einfach auf Dein Bauchgefühl.

**Schritt 2: Definiere Deine gewünschte Zeit- und Energieverteilung**
Male Dir auf ein Blatt Papier zwei Kreise gleicher Größe nebeneinander.
In den ersten Kreis zeichnest Du, wie bei einer Torte, alle Aktivitäten aus dem vorherigen Schritt entsprechend der Zeit- und Energieverteilung ein. Je größer das Tortenstück, desto höher Dein Energie- und Zeitverbrauch für diese Aktivität. Dabei solltest Du auch auf Deine Intuition hören.
Wenn Du den ersten Kreis ausgefüllt hast, dann nimm Dir Zeit und frage Dich wie Deine optimale Zeit- und Energieeinteilung tatsächlich aussehen sollte. Dadurch bekommst Du ein Gefühl dafür wie Du Deine Zeit und Energie sinnvoller nutzen kannst. Zeichne die gewünschte Zeitverteilung in den zweiten Kreis.

Nun stelle Dir die folgenden Fragen:
1. Was fällt Dir auf, wenn Du die beiden Kreise betrachtest?
2. Wie könntest Du Deine Energie und Deine Zeit besser nutzen, um dadurch Stress zu vermeiden?
3. Wie kannst Du Deine Bedürfnisse effektiver decken und aktiv etwas zu Deinem Wohlergehen und Deinem Glück beitragen?

**DEINE Energie!**
**DEINE Zeit!**
**DEINE Gesundheit!**
**DEIN LEBEN!**

## 13.4 Das Eisenhower Prinzip - Aufgaben priorisieren

Ein gutes Selbstmanagement bedeutet auch ein Gefühl für die Wichtigkeit und Dringlichkeit verschiedener Aufgaben im Leben zu erlangen, beziehungsweise für anstehende Aufgaben festzulegen. Dabei kann das Eisenhower-Prinzip aus dem Selbst- & Zeitmanagement behilflich sein. Dieses Modell unterstützt dabei bevorstehende und alltägliche Aufgaben zu priorisieren, Stressoren zu erkennen und die Tätigkeiten nach Priorisierung entsprechend abzuarbeiten. Dadurch können Stressoren und stressverursachende Tätigkeiten minimiert, oder sogar eliminiert werden. Weniger Stressoren bedeutet weniger Stress.

**Das Eisenhower-Prinzip** funktioniert dabei wie folgt:

1. Alle anstehenden Aufgaben und Tätigkeiten erst einmal **auflisten**

2. Alle Aufgaben nach Wichtigkeit und Dringlichkeit **aufteilen**

3. Aufgaben **kategorisieren**:

- **A-Tätigkeiten (Prio.1):**
  Wichtig und dringend: Sofort und selbst erledigen
- **B-Tätigkeiten (Prio.2):**
  Wichtig, aber nicht dringend: Termin festlegen und zum Termin hin selbst erledigen
- **C-Tätigkeiten (Prio.3):**
  Nicht wichtig, aber dringend: An geeignete Person delegieren
- **D-Tätigkeiten (Prio.4):**
  Nicht dringend und nicht wichtig: einfach bleiben lassen

**Von der Theorie zur Praxis**

Auf die theoretische Umsetzung der Priorisierung von Aufgaben muss nun die praktische Anwendung folgen. Dazu ist es hilfreich, wenn Du Dir die entsprechenden Maßnahmen notierst und auch so gleich umsetzt.

Bitte bedenke jedoch bei diesem Modell, dass das Eisenhower-Prinzip situations- und zeitabhängig ist und die Aufgabenverteilung nach Wichtigkeit und Dringlichkeit sich dementsprechend auch wieder verändern kann. Deshalb ist es sinnvoll die Priorisierung der Aufgaben immer mal wieder erneut auf den aktuellen Stand zu überarbeiten.

Der Vorteil der Priorisierung von Aufgaben nach Eisenhower liegt insbesondere darin, Stressoren zu erkennen und Dir einen ersten Eindruck zu vermitteln wie Du Deine Zeit effektiv nutzen kannst. Zudem lernst Du Stück für Stück Deine Tätigkeiten effizienter zu priorisieren.

Sobald Du das Eisenhower-Prinzip verinnerlicht hast, wirst Du sehr wahrscheinlich ein intuitives Gefühl für die Priorisierung Deiner Tätigkeiten erlangen und kannst aus dem Bauch heraus agieren. Übung macht jedoch auch hier den Meister und für unser Gehirn ist es immer hilfreich, wenn wir etwas aufschreiben damit es unseren Vorsatz auch tatsächlich verinnerlicht. Grundsätzlich gilt, je mehr Sinne wir nutzen, desto besser verankert sich das Wissen und die Erfahrung in unserem Unterbewusstsein und lässt uns intuitiver agieren.

**Ein paar Anwendungstipps an dieser Stelle.**

**1. Priorisiere die Aufgaben an einem typischen Tag**

Um das Eisenhower Prinzip auch so gleich anzuwenden, kannst Du Dir Deine Aufgaben an einem typischen Tag einmal notieren und sie dann entsprechend priorisieren. Einige Aufgaben fallen dann sogar schon weg, denn sie sind weder wichtig, noch dringend. Zusätzlich machst Du Dir dabei auch bewusst, dass Du manche Aufgaben auch delegieren kannst. Auch das hilft dabei Stress im Leben zu minimieren, denn weniger Aufgaben, schafft Zeit für Erholung, Entspannung und Schlaf.

Wichtig: Weniger Aufgaben bedeutet nicht, dass Du Dir neue suchen musst. Nutze die Zeit, um zu genießen und Dich zu erholen. Das Leben wurde nicht dazu erschaffen, ausschließlich zu arbeiten.

**2. Aufgabenverteilung innerhalb der Familie**

Das Eisenhower Prinzip eignet sich übrigens auch gut, um die Aufgabenverteilung innerhalb der Familie, oder Partnerschaft entsprechend zu organisieren. So können Aufgaben, welche alle betreffen, gemeinsam erörtert und aufgeteilt werden. Manche Aufgaben fallen dann im Gespräch sogar ganz weg.

Ein weiterer Vorteil: Erarbeitet man einen Maßnahmenplan gemeinsam und ist sich jeder seiner Aufgaben und seines Verantwortungsbereiches bewusst, können so wiederum auch stressverursachende Konflikte vermieden werden.

Empfehlenswert ist es den Maßnahmenplan, beziehungsweise den Arbeitsplan in der Wohnung aufzuhängen, damit jeder immer Zugriff darauf hat und an seine Tätigkeiten erinnert wird.

**3. Anwendung in akuten Stresssituationen**

Eine weitere Möglichkeit, welche das Eisenhower-Prinzip bietet ist es, dieses Tool in akuten Stresssituationen zu nutzen.

In akuten Stresssituationen kann es dabei unterstützen, sich schnell einen ersten Überblick darüber zu verschaffen, welche Aufgaben zuerst getätigt werden sollten.

Des Weiteren hilft dieses Modell dabei den Geist in akuten Stresssituationen erst einmal zu beruhigen. Das ist immer dann möglich, wenn wir uns gezielt auf eine Tätigkeit konzentrieren und an einer Problemlösung arbeiten.

Eine weitere Methode Aufgaben unter akutem Zeitdruck zu priorisieren ist das Pareto-Prinzip. Dieses erkläre ich Dir im folgenden Kapitel.

Was Du in Deinem Leben tust, oder nicht,
das liegt ganz bei Dir allein!
Es empfiehlt sich nur eins:
Folge Deinem Herzen, denn es weist Dir den Weg!

## 13.5 Aufgabenverteilung unter Zeitdruck

### Das Pareto-Prinzip

Unter Zeitdruck können wir nicht alle Aufgaben erledigen, oder zumindest können wir die Tätigkeiten nicht so perfekt ausführen, wie wir uns das wünschen. Das sorgt bei den meisten Menschen für Stress.
Um das zu vermeiden gibt es die Möglichkeit das Pareto-Prinzip nach Vilfredo Pareto (1964) anzuwenden.

Das Pareto-Prinzip besagt, dass mit 20% Aufwand, 80% des gewünschten Ergebnisses erreicht werden kann. Das konnte wissenschaftlich belegt werden.
Die 20% Aufwand stehen für die strategisch wichtigsten Aufgaben, auf welches es sich unter Zeitdruck zu konzentrieren gilt, um das bestmögliche Ergebnis zu erreichen.
Ziel des Pareto Prinzips ist es die strategisch wichtigsten Aufgaben gut zu meistern ohne dabei in akuten Stress zu geraten, sich unnötig zu überfordern und zu verausgaben.
Energie und Zeit soll dabei gespart werden, denn insbesondere unter Zeitdruck verlieren wir häufig den Überblick, verschachteln uns und erledigen dabei weniger wichtige und dringliche Aufgaben, vor den dringlicheren und wichtigeren Tätigkeiten. Das raubt Energie und so kommt es dazu, dass häufig 80% an Aufwand unter Zeitdruck aufgebracht wird und nur 20% des Ergebnisses erreicht werden können. Schließlich sind wir unter Zeitdruck häufig unkoordiniert und chaotisch.

Für Dich bedeutet das, dass Du unter Zeitdruck erst einmal tief durchatmest und Dir danach die benötigte Zeit nimmst, um Dir zu überlegen und zu notieren, welche Aufgaben am strategisch wichtigsten und dringlichsten sind, um das bestmögliche Ergebnis zu erreichen.
Diese Kernaufgaben priorisierst Du dann noch entsprechend und arbeitest diese erst einmal der Reihenfolge nach ab.
Danach kannst Du Dich allen weiteren Aufgaben widmen, welche weniger wichtig für die Zielerreichung sind.

Auch hier gilt, dass die Planung der Aufgaben auch unter Zeitdruck, langfristig Zeit und Energie und dadurch Stress erspart. Daher nimm Dir diesen kurzen Augenblick zur Priorisierung Deiner Aufgaben, um konzentriert, effektiv und stressfrei weiter zu machen.

Bedenke immer, dass Du selbst über Deine Zeit und Energie bestimmst. Niemand sonst tut das! Übrigens auch nicht Dein Arbeitgeber!
Es liegt daher allein an Dir Deine Grenzen zu wahren. Das bedeutet manchmal, dass Dinge weniger perfekt ausgeübt/erledigt werden müssen, um auch unter Zeitdruck zu einem Ergebnis zu gelangen. Letztendlich zählt am Ende des Tages nur das Ergebnis.

Perfektion ist übrigens wie Schönheit. Sie liegt im Auge des Betrachters, ist situations- und stimmungsabhängig und somit wird Dein perfekt nie zwingend auch das Perfekt für andere sein. Du kannst alles nur so gut machen, wie es die Situation, die Zeit und Deine körperliche, geistige und seelische Verfassung zulässt. Letztendlich musst nur Du mit dem Ergebnis und Deinem Handeln zufrieden sein.
Gehe daher liebevoll mit Dir um, sei nicht so streng mit Dir selbst, höre auf die Signale Deines Körpers und wahre Deine Grenzen, indem Du sie einhältst und kommunizierst.

Konzentriere Dich auf das
was für Dich wichtig ist im Leben!
Alles andere kannst Du liegen lassen,
oder andere machen lassen für die es wichtig ist!
Für irgendjemanden ist eine für Dich
unliebsame Aufgabe eine Sinnvolle!
Nimm ihnen diese Tätigkeit nicht weg und
beschwere Dich nicht damit!
Lass los!

## 13.6 Lebensplanung nach Covey

Wer sein Leben sinnvoll plant, seine Zeit, Energie und finanziellen Mittel effektiv einsetzt und einer sinnvollen Lebensaufgabe nachgeht, der kann negativen Stress minimieren, oder sogar eliminieren.
Um das Leben zu planen muss man jedoch erst einmal wissen, was man im Leben erreichen möchte und wer man sein will.
Wer eine Antwort auf diese beiden Fragen hat, der hat ein starkes Fundament, auf welchem alles weitere aufgebaut und danach strukturiert werden kann.
Auch der amerikanische Autor Stephan Covey hat das erkannt und hat ein Modell zur Lebensplanung aufgestellt. Es handelt sich dabei um „Die 7 Wege zur Effektivität", auch die Lebenspyramide genannt. Einer Schritt für Schritt Anleitung wie das Leben effektiv gestaltet werden kann, um das Fundament, die sogenannte Lebensvision, erfüllen zu können. Die Lebensvision befindet sich im untersten Bereich der Lebenspyramide nach Covey und stellt ein solides Fundament für die Lebensplanung dar.
Eine Lebensvision steht für das was wir im Leben erreichen möchten und wer wir sein wollen. Sie gibt unserem Leben einen Sinn und macht die Aufgaben und Rollen, welche wir in unserem Leben übernehmen sinnvoll. Wer in seinen Rollen und Aufgaben einen Sinn sieht, der erfährt weniger Stress im Leben, denn sinnlose Aufgaben und Rollen stressen ungemein. Der Mensch braucht einen Sinn in dem was er tut. Er muss wissen, wenn auch nur unterbewusst, für was er seine kostbare Zeit und Energie einsetzt.

In der Praxis sieht die Lebensplanung nach Covey eine Vorgehensweise in 7 Schritten vor. Im besten Fall arbeitest Du diese 7 Schritte durch und erstellst Dir einen schriftlichen Plan. Alles was wir schriftlich festhalten verinnerlichen wir besser und realisieren es häufiger, denn wir haben nicht nur einen Sinn für die Erfüllung der Aufgabe genutzt. Je mehr Sinne wir nutzen, desto besser verankern wir Wissen und Verhaltensweisen. Das aber nur am Rande.
Und nun zu den 7 Schritten der Lebensplanung.
**Diese 7 Schritte sind:**

**1. Definiere Deine Lebensvision.**

- Was willst Du im Leben erreichen?
- Wer willst Du sein?
- Was gibt Deinem Leben Sinn?
- Auf was für ein Leben möchtest Du zu Deinem 80sten Geburtstag zurückschauen?

**2. Definiere Deine Rollen, welche Dir dabei helfen Deine Lebensvision zu erfüllen. Beantworte Dir die folgenden Fragen:**

- Wer willst Du sein?
- Welche Rollen, Jobs und Beziehungen helfen Dir dabei Deine Lebensvision zu leben?
- Welche Rollen hast Du momentan in den einzelnen Lebensbereichen übernommen (Beruf, Freundschaften, Familie, Vereine, etc.)?
- Unterstützen Dich diese Rollen dabei Deine Lebensvision zu verwirklichen?
- Welche Rollen brauchst Du, um Dein Lebensziel verwirklichen zu können (Schlüsselrollen)?
- Was kannst Du dafür tun, damit Du diese Rollen übernehmen kannst?
- Wer und was kann Dir dabei helfen?
- Welche Rollen brauchst Du nicht mehr?
- Was kannst Du dafür tun, damit Du diese Rollen loswirst?
- Wer und was kann Dir dabei helfen?

**3. Definiere die Schlüsselaufgaben, welche Dir dabei helfen Deine Lebensvision zu erfüllen. Beantworte Dir dafür die folgenden Fragen:**

- Was musst Du tun, um Deine Lebensvision zu erreichen?
- Welche Tätigkeiten haben Priorität?
- Was muss ich tun, damit ich die Schlüsselaufgabe realisieren kann?
- Bis wann muss ich Tätigkeit A, B, C usw. umgesetzt haben?
- Wer und was kann mir dabei helfen?
- Welche Herausforderungen und Risiken gibt es?
- Wie kann ich den Herausforderungen und Risiken strotzen, oder sie vermeiden?

**4. Definiere eine grobe Lebensplanung über die nächsten 20 Jahre, oder mehr**

- Wann musst Du welche Schlüsselaufgaben in Deinem Leben umsetzen, damit Du die Lebensvision realisieren kannst?

**5. Definiere einen Monatsplan über das kommende Jahr.**

- Was möchte ich in Monat XY erreichen?
- Bis wann möchtest Du Dein monatliches Ziel erreicht haben (Datum)?
- Was hast Du schon an Stärken und Ressourcen, um Dein monatliches Ziel zu erreichen?
- Was brauchst Du noch an Stärken und Ressourcen, um Dein monatliches Ziel zu erreichen?
- Wie bekommst Du die Stärken und Ressourcen welche Dir noch fehlen, um ein monatliches Ziel zu erreichen?
- Wer kann helfen Dein monatliches Ziel zu erreichen, oder beim Erlangen fehlender Ressourcen und Stärken?

**6. Priorisierung täglicher Aufgaben**

- Welche Aufgaben musst Du täglich erfüllen, um Deine Lebensvision zu erfüllen?

**7. Welche Strategien helfen Dir dabei Deine Lebensvision diszipliniert umzusetzen?**

- Was brauchst Du, damit Du motiviert bleibst?
- Was musst Du dafür regelmäßig tun?
- Was tust Du, wenn mal etwas nicht nach Plan läuft?
- Wie entspannst Du? Du brauchst schließlich Deine Kraftreserven zur Erfüllung Deiner Lebensvision

Des Weiteren empfehle ich Dir eine **Lessons-learned-Liste** zu erstellen, in welcher Du festhältst was gut funktioniert und was nicht. Am Ende, oder am Anfang des Jahres evaluierst Du Deine Plan erneut und passt ihn an wo nötig und sinnvoll.
Ein Plan muss schließlich immer wieder angepasst werden und der Weg zum Ziel soll schließlich nicht stressen.
Frage Dich hierzu in festgelegten Abständen:

- Was hat gut funktioniert?
- Was habe ich gut gemacht?
- Was hat nicht so gut funktioniert?
- Was kann ich verbessern?
- Welche zusätzlichen Fähigkeiten brauche ich und wie erlange ich diese?
- Kann mir jemand bei einer Aufgabe helfen? Wer?
- Wofür bin ich dankbar?

**Tipp:** Sei nicht zu streng mit Dir und gestalte Deinen Plan und Deine Lebensvision flexibel und passe sie bei Bedarf an. Wir haben selten alle Umstände im Leben unter Kontrolle und auch wir und unser Umfeld verändern uns. Wir dürfen uns zu jedem Zeitpunkt im Leben neu erfinden. So auch unsere Träume, Hoffnungen und Visionen.
Ein flexibler Plan gibt Struktur und vermittelt Sinn. Er sollte jedoch nicht stressen.

**Empfehlung:** In meinem Buch „Life Coaching Ohne Coach“ findest Du eine detailliertere Beschreibung der Lebensplanung nach Covey.

Flexible Planung
im Einklang
mit den Herzenswünschen
kann Berge versetzen
und glücklich machen!
Probiere es doch einmal aus!

# 14. Palliativ-regeneratives Stressmanagement

Das Palliativ-regenerative Stressmanagement umfasst kurzzeitige und langfristige Entspannungsmethoden, welche zur physischen und psychischen Erleichterung und Entspannung beitragen sollen.
Die Kurzzeitigen helfen dabei sich in einer akuten Stresssituation (palliativ) zu entspannen und die Langzeitigen dienen der allgemeinen Regeneration von Körper, Geist und Seele (regenerativ).

Zu den **kurzzeitigen Palliativ-regenerativen Stressmanagementmethoden** gehören zum Beispiel:

- „1 Minuten Meditation" bei akutem Stress: innerlich, oder laut Stopp sagen und für eine Minute innehalten und erst einmal zur Ruhe kommen
- Schnelle Achtsamkeitsübungen
- Für Ablenkung sorgen wie zum Beispiel durch einen Spaziergang, Fernsehen, Lesen, mit dem Haustier schmusen, der Hausarbeit nachgehen usw.
- Sich kurzzeitig und gewaltfrei körperlich abreagieren
- Ein entlastendes Gespräch führen / Trost und Ermutigung suchen
- Bewusstes atmen
- Sich etwas Gutes tun
- Im Notfall Medikamente (Psychopharmaka)
- Hinweis: Psychopharmaka sind verschreibungspflichtig und ernstzunehmende Medikamente, welche ausschließlich nach Absprache mit einem Arzt und Mediziner eingenommen werden sollten

Zu den **langzeitig Palliativ-regenerativen Stressmanagementmethoden** gehören zum Beispiel verschiedene Entspannungstechniken und Wellnessanwendungen, aber auch die sportliche Betätigung, das Ausleben eines Hobbies, die Pflege wohltuender sozialer Kontakte, eine gesunde Ernährung, ausreichend Schlaf und alles was Spaß macht und zur Entspannung beiträgt.
Auf die langzeitig palliativen-regenerativen Stressmanagementmethoden gehe ich in den folgenden Kapiteln näher ein. Diese sind besonders wichtig für unsere Regeneration, Ausdauer, Leistungsfähigkeit und somit auch für unser langfristiges Wohlergehen. Sie dienen als Ausgleich zu bestehendem
und aufkommendem akutem Stress in unserem Leben.
Warum die Regeneration so wichtig ist, erfährst Du in den folgenden Kapiteln.

Der Ausgleich und der Weg sind das Ziel!
Genieße daher jeden Schritt und
nicht nur das kurze Erfolgserlebnis!

## 14.1 Schlaf

Ausreichend Schlaf ist ein Grundbedürfnis eines jeden Menschen, so wie es das Atmen, Trinken und Essen ist.
Schlafen, atmen, trinken und essen wir nicht, so sterben wir über kurz oder lang. Somit handelt es sich auch beim Schlaf, um ein menschliches Grundrecht.
Leider hat die schnelllebige und leistungsorientierte Zeit dazu beigetragen, dass wir immer weniger schlafen und uns nicht mehr ausreichend erholen.
Das kann gesundheitliche Folgen mit sich bringen, denn erst in der Erholung und im Schlaf regenerieren, erholen und erneuern sich die Zellen, aus welchen wir bestehen.
Wir bestehen aus Abermillionen Zellen, welche jede Sekunde daran arbeiten selbst zu überleben und somit unser Überleben zu sichern. Sie dienen uns und tragen dazu bei, dass es uns gut geht und die einzelnen Funktionen unseres Körpers reibungslos ablaufen können.
Sorgen wir uns nicht um diese kleinen Zellen, indem wir ihnen nicht die Möglichkeit geben sich ausreichend von ihrer harten Arbeit zu erholen und sie nicht mit entsprechenden Nahrungsmitteln und Sauerstoff versorgen, so können mögliche Krankheiten entstehen und unseren Alterungsprozess gegeben falls auch beschleunigen.
Für unsere Zellgesundheit und somit für das eigene Wohlergehen ist ausreichend Schlaf und Erholung somit äußerst wichtig. Tun wir das nicht, so sind auch unsere Zellen gestresst und sind unsere Zellen gestresst, so sind auch wir es, denn uns geht es über kurz oder lang nicht gut.

Hinzu kommt, dass Erfahrungen des Tages erst in der Nacht von unserem Gehirn verarbeitet werden. Dabei werden neuronale Verbindungen hergestellt, verknüpft, oder auch verändert. Tagsüber hat das Gehirn nicht die Möglichkeit dazu, denn es hat die Aufgabe unser Überleben zu sichern, indem es eingehende Sinneseindrücke verarbeitet, diese mit Erfahrungen der Vergangenheit abgleicht und uns entsprechend zum Denken, Fühlen und Handeln animiert.
In der Nacht müssen diese wahrgenommenen und auch emotionalen Eindrücke jedoch verarbeitet, zugeordnet und organisiert werden, damit es nicht zum Chaos in unserem Kopf kommt und wir uns entsprechend weiterentwickeln können.
In der Natur, von welcher die menschliche Art ein Teil ist, bedeutet Weiterentwicklung immer eine Optimierung und Anpassung an unsere Umwelt und unser Umfeld, um unser Leben bestmöglich zu sichern. Daher sind die Weiterentwicklung, Optimierung und Anpassung auch intuitiv so wichtig für uns als Menschen.
Um Dir die nächtlichen Aufräumaktionen in Deinem Gehirn etwas besser zu veranschaulichen, kannst Du Dir Dein Gehirn nun wie eine große Bibliothek mit zahlreichen Büchern vorstellen, in welchen all Dein Wissen und Deine Erfahrungen festgehalten werden.
In der Nacht wird Dein erlerntes Wissen niedergeschrieben, manches wird umgeschrieben und die einzelnen Bücher werden sortiert und organisiert. Es findet sozusagen ein Großputz in Deiner internen Wissensdatenbank statt.
Schließlich soll das erlernte und festgehaltene Wissen in den einzelnen Büchern bei Bedarf auch entsprechend schnell abrufbar sein.
Gibst Du Deinem Gehirn nun nicht ausreichend Zeit in der Nacht aufzuschreiben was es am Tag gelernt hat und kann Dein Gehirn das Wissen und die Bücher nicht entsprechend organisieren und einsortieren, so kommt es zum Informationschaos in Deinem Kopf.
Das trägt dazu bei, dass Wissen nicht mehr schnell genug, oder nur chaotisch, abgerufen werden kann. Es fällt uns schwer logisch zu denken und klare Entscheidungen zu treffen.
Daher ist ausreichender und qualitativer Schlaf so ungemein wichtig für unsere Intelligenz, unsere Weiterentwicklung, die innere Ruhe, die geistige Stabilität, sowie die Aufmerksamkeit

und Konzentration. Auch das logische Denken, unsere emotionale Intelligenz und letztendlich unser allgemeines Wohlergehen sind davon abhängig.

Schlaf unterstützt zudem die Selbstreinigung der Leber, welche unter anderem für die Beseitigung von Schadstoffen zuständig ist. Kann sich unsere Leber in der Nacht nicht erholen und kann sie die Schadstoffe nicht entsprechend aus unserem Körper transportieren, so kann auch das die Entstehung von Krankheiten begünstigen. Krankheit bedeutet immer Stress für unseren Organismus, welcher uns das Leben auf Erden erst ermöglicht. Stress für unseren Körper, bedeutet Stress für uns.
Somit dient Schlaf im Allgemeinen auch der Erholung und dem Reinigungsprozess unserer tagsüber schwerarbeitenden Organe, damit sie am folgenden Tag wieder leistungsfähig sind und somit sämtliche Stoffwechselprozesse reibungslos ablaufen können und es uns gut geht.

Ausreichend Erholung, Schlaf und Entspannung stehen für mich im Zuge des Stressmanagements und für das allgemeine Wohlergehen daher an erster Stelle.
Wir müssen unserem Körper und jeder Zelle aus der wir bestehen Erholungsphasen gönnen damit es uns gut geht, wir Spaß am Leben haben, wir nicht ganz so schnell altern, damit unser Körper und unsere Seele sich in der Ruhe der Nacht abgleichen können und um die Entstehung von Krankheiten vorzubeugen.

Wieviel Schlaf und Erholung wir uns letztendlich gönnen hängt dabei immer von uns alleine ab. Wir treffen diese Entscheidung allein.
Tatsächlich müssen wir uns unser Grundrecht für ausreichend Schlaf einfach nur selbst wieder genehmigen, uns den Schlaf erlauben den wir brauchen, um funktionsfähig zu sein und ihn uns nächtlich und bei Bedarf auch wirklich nehmen. Keiner trifft diese Entscheidung für Dich! Nur Du allein. Auch kein noch so intensives Arbeitspensum, oder ein anspruchsvoller Arbeitgeber, sollte Dir den Schlaf rauben!
Ein hilfreicher Gedanke sich immer ausreichend Schlaf und Erholung zu erlauben ist der, dass Du immer effektiver arbeiten und mehr Leistung erbringen kannst, wenn Du erholt bist. Und das Beste daran, es wird Dir besser dabei gehen und mehr Spaß machen.
Nimm Dir also dieses lebensnotwendige Grundrecht, denn Du wirst stressfreier durch Dein Leben gehen, Deine Gesundheit und Dein Wohlergehen dabei schützen und Deine Ziele sehr wahrscheinlich effektiver und schneller erreichen. Auch wirst Du sehr wahrscheinlich etwas langsamer altern. Das wird sich auch in Deiner äußeren Erscheinung positiv bemerkbar machen.

**Was kannst Du nun jedoch tun, solltest Du an einer Schlafstörung leiden?**
Dazu ist es wichtig Ursachenforschung zu betreiben, statt nur Symptome zu behandeln. Das bedeutet im ersten Schritt Dir vor allem erst einmal darüber Gedanken zu machen, wie genau Du schläfst, was Deine Glaubenssätze zum Thema Schlaf sind und letztendlich solltest Du ermitteln welche inneren und äußeren Stressoren Dir den Schlaf rauben könnten.

Bevor ich jedoch ein paar mögliche Ursachen für eine Schlafstörung benenne, möchte ich darauf hinweisen, dass wir selbst unsere Schlafqualität definieren und bewerten. Wie alles im Leben, ist auch der Schlaf individuell zu betrachten.
Die Schlafqualität ist abhängig von den situationsbedingten Bedürfnissen unseres Körpers, unseres Geistes und unserer Seele. Sie holen sich den Schlaf, wenn sie ihn brauchen und auch so lang wie benötigt. Sonst gäbe es das Gefühl der Müdigkeit und der Wachheit nicht. Schlaf kann und muss daher auch nicht nachgeholt werden. Es gibt kein Minus- oder Pluskonto für Schlaf.
Die Signale unseres Körpers sind es, welche uns darauf hinweisen, wann wir Schlaf benötigen. Deshalb ist es sinnvoll wieder auf diese Signale zu hören und entsprechend danach zu agieren.
Auch das Thema Schlaf wird heutzutage jedoch für kommerzielle Zwecke verwendet und uns wird durch all das Marketing und all die Informationen, welche uns über die Medien zur Verfügung stehen, auch oft unterbewusst eingeredet, dass wir ein Schlafproblem haben. Die Pharmaindustrie und Co. verdienen schließlich daran.
Deshalb gilt es hier abzuwägen ob man tatsächlich ein Schlafproblem hat oder ob man ab und zu einfach nicht gut schläft und es womöglich schlafstörende Stressoren gibt, welche leicht zu beseitigen sind.

Tatsächlich vorhandene Schlafstörung können sich unterschiedlich äußern. Gelegentliches auftreten der Symptomatik macht sie jedoch noch nicht zur Schlafstörung. Die Symptome sollten regelmäßig vorhanden sein und man sollte sich nach einer schlafgestörten Nacht nicht ausreichend ausgeruht/energielos fühlen.
Auch gibt es verschiedenen Formen der Schlafstörung, welche unter anderen die Folgenden sein können:
1. Einschlafprobleme und am folgenden Morgen nicht ausgeruht sein
2. Frühes Aufwachen und nicht mehr einschlafen können
3. Mehrfaches aufwachen in der Nacht
4. In der Nacht Wachliegen ohne Grund und am folgenden Tag energielos sein
5. Die ganze Nacht durchschlafen und am nächsten Tag trotzdem komplett gerädert sein
6. Starkes Grübeln in der Nacht
7. Nachts nicht gut schlafen, aber dafür am Morgen
8. Zucken und weitere körperliche Syndrome, welche in der Nacht aufwecken

Nun jedoch die Erläuterung einiger Ursachen für eine mögliche Schlafstörung, oder einen gelegentlich schlechten Schlaf, auf Grund möglicher Stressoren. Zu den möglichen Ursachen gehören zum Beispiel die Folgenden:

1. **Schlafstörende Glaubenssätze**
Unsere Gedanken beeinflussen unsere Gefühle und unser Handeln und so gibt es Glaubenssätze, welche den Schlaf beeinträchtigen können. Darunter zum Beispiel: „Schlafen kannst Du noch, wenn Du tot bist“, „Du verpennst ja den ganzen Tag“, „Ich brauche 8 Stunden Schlaf damit überhaupt etwas mit mir anzufangen ist“, „Schlaf bringt Alpträume mit sich“ usw.
Daraus können unbewusst Schlafängste entstehen und sich verinnerlichen, welche zu Anspannungen in der Nacht führen und somit zu einem unruhigen Schlaf beitragen.

**2. Leberstörung**
Die Leber schläft wie wir auch, hat aber einen inneren Wecker gegen ungefähr 3 Uhr morgens. Um diese Uhrzeit beginnt sie mit ihrer Tätigkeit als Entgiftungsorgan. Sie ist sozusagen die Müllabfuhr. Sie transportiert Bakterien, Viren, abgestorbene Zellen, sowie alte Blutzellen und Schadstoffe aus unserem Körper. Das passiert ganz automatisch und für uns meist unbemerkt.
Eine fettreiche und unnatürliche Ernährung, sowie Alkohol können die Leber jedoch träge machen, sodass sie am Morgen nicht so richtig in die Gänge kommt.
Das macht sich nun durch leichte, jedoch für uns nicht bewusst spürbare Krämpfe, bemerkbar. Diese nicht bewusst wahrgenommen Krämpfe können unseren Schlaf nun stören.

**3. Verdauungsstörung**
Der Magen-Darm-Trakt ist eng verlinkt mit unserem Gehirn und so stimuliert alles was in unserem Magen-Darm-Trakt geschieht auch das Gehirn.
Wenn also im Magen-Darm-Trakt etwas nicht ok ist, so kommt automatisch auch das Nervensystem in Fahrt und wir werden womöglich des Schlafes beraubt. Daher spielt auch die Magen-Darm Gesundheit eine wichtige Rolle, wenn es um die Ursachenforschung von schlechtem Schlaf geht.
Übrigens kommt daher auch die Aussage, dass ein zu spätes und schweres Abendessen dazu beitragen kann, dass man nicht gut schläft. Letztendlich besteht auch während der Verdauung eine Kommunikation zwischen Gehirn und Magen-Darm-Trakt. Ist der Verdauungsprozess nachts aktiv, so bleibt es auch das Gehirn.

**4. Viren & Bakterien**
Es gibt einige Viren und Bakterien, welche den Schlaf stören können. Darunter der Epstein-Barr Virus, welcher das Pfeiffersche Drüsenfieber hervorruft, oder die Varicella-Zoster-*Viren*, welche die Gürtelrose verursachen. Beide Virenarten bleiben auch nach der Genesung weiterhin im Körper.
Es wird angenommen, dass virale Neurotoxine dieser Viren das zentrale Nervensystem überempfindlich machen und die Kommunikation zwischen den Gehirnzellen einschränkt. Schlafsignale können dann nur schlecht übermittelt werden. Auch das kann zu einer schlechten Schlafqualität beitragen.

5. **Giftige Leicht-, Schwer- und Halbmetalle**
Über die Nahrung nehmen wir giftige Leicht-, Schwer- und Halbmetalle auf, welche sich auch im Gehirn ablagern und oxidieren können. Das kann dazu führen, dass die Leitfähigkeit von Nervenimpulsen beeinträchtigt wird und der Elektrolyt-Neurotransmitterhaushalt gestört ist. Das beeinträchtigt unseren Tiefschlaf, welcher die Qualität unseres Schlafes beeinflusst.

**6. Glutamat**
Zusätzlich hinzugefügtes Glutamat zu unseren Speisen intensiviert den Geschmack und somit auch unser Geschmackserlebnis.
Glutamat gelangt jedoch nicht nur auf unsere Zunge und in den Magen-Darm-Trakt, sondern auch in unser Gehirn. Schließlich ist auch unser Gehirn daran beteiligt, welches Geschmackserlebnis wir haben. Ohne unser Gehirn gäbe es keinen Geschmack, denn benötigte elektrische Signale würden nicht entsprechend verarbeitet, weitergeleitet und koordiniert werden.
Das Glutamat im Gehirn greift dabei direkt die Neuronen an, heftet sich an sie und macht sie dadurch elektrisch überempfindlich. Es kommt zum Unruhegefühl. Wird das Glutamat im Gehirn nicht abgebaut, so bleibt die Unruhe auch nachts bestehen.

Daher ist es empfehlenswert grundsätzlich keine Lebensmittel zu sich zu nehmen, welche Glutamate enthalten. Diese sind selbst in Bioprodukten unter dem Begriff natürliche Aromen enthalten.

**6. Schlafapnoe**

Schlafapnoe ist eine Erkrankung, welche sich symptomatisch dadurch äußert, dass der Atem in der Nacht zeitweise aussetzt. Diese Atemaussetzer stören den Schlaf und somit die Schlafqualität.

**7. Nebennierenschwäche**

Bei einer Nebennierenschwäche besteht ein langfristiges hormonelles Adrenalin hoch, was dazu führt, dass Körper und Geist nicht entspannen können. Das kann den Schlaf stören, da wir auch für den Schlaf entspannt sein müssen. Ein entsprechender und erforderlicher Hormonmix muss ausreichend vorhanden sein, um unsere Schlafqualität zu gewähren. Insbesondere des Schlafhormons Melatonin.

**8. Elektrische Strahlung**

Elektrische Strahlung durch elektrische Geräte und Kabel können den Schlaf stören, denn auch der Mensch nimmt diese elektrischen Impulse unbewusst wahr.
Elektrische Geräte und das Handy haben im Schlafzimmer daher nichts zu suchen und der WLAN-Router und alle elektrischen Geräte in der Wohnung/im Haus sollten nachts ausgeschalten und im besten Fall die Kabel sogar ausgesteckt werden.

**9. Licht**

Licht beziehungsweise UV-Strahlung beeinflusst unseren Hormonhaushalt, welcher unter anderem unser Müdigkeits- und Wachgefühl beeinflusst.
Bei Helligkeit und Dunkelheit werden unterschiedliche Hormone ausgeschüttet. Für einen guten Schlaf benötigen wir Dunkelheit. Ist es zu hell im Schlafzimmer, oder beschäftigen wir uns am Abend mit dem Fernseher/Handy/Tablet und anderen hellerleuchteten Lichtquellen, so beeinflusst das die Ausschüttung der Schlafhormons Melatonin, welches den Schlaf-Wach Rhythmus reguliert.
Daher ist es empfehlenswert am Abend auf den Fernseher, das Handy und weitere hellerleuchteten Lichtquellen zu verzichten, damit auch der Körper sich hormonell auf den Schlaf vorbereiten kann.

**10. Sport und anstrengende Aktivitäten am Abend**

Bei Sport und anstrengenden/aufregende Aktivitäten schüttet unser Körper das Stresshormon Adrenalin aus, um uns leistungsfähig zu machen. Adrenalin wirkt wie Koffein und beschenkt uns mit Energie und macht wach. Erst wenn Adrenalin wieder entsprechend abgebaut werden konnte, lässt auch diese Wachheit nach.
Eine intensive körperliche Betätigung am Abend ist daher eher kontraproduktiv für eine erholsamen Schlaf und sollte mindestens 6 Stunden vor dem zu Bett gehen vermieden werden.

**11. Zuckerhaltige Lebensmittel**

Zucker beschenkt unseren Körper mit Energie und somit sind auch stark zuckerhaltige Lebensmittel am Abend für einen guten Schlaf nicht empfehlenswert.
Das bedeutet, dass es für einen gesunden Schlaf vorteilhaft ist, sich am Abend kohlenhydratarm zu ernähren.

**12. Koffein, Nikotin, Medikamente & Alkohol**
Koffein und Nikotin, sowie einige koffeinhaltige Medikamente stimulieren das Gehirn und halten wach. Daher sollte man mindestens 3-4 Stunden vor dem Schlafengehen darauf verzichten.

Alkohol macht vorerst müde, da es die Hirnaktivität herabsetzt. Im weiteren Verlauf des Schlafs kommt es jedoch zu Schlafunterbrechungen. Daher kann der sogenannte „Schlaftrunk" zu Alpträumen, Aufwachreaktionen und morgendlichen Kopfschmerzen führen.

**13. Die Schlafumgebung**
Wie wohl wir uns in unserer Schlafumgebung und in unserem Bett fühlen und wie bequem das Bett ist beeinflusst unsere Schlafqualität.

**Was kannst Du für einen guten Schlaf tun?**
Nachdem Du nun die möglichen Ursachen für schlechten Schlaf kennst, ist es noch wichtiger, dass Du nun auch Methoden zur Hand hast, welche einen gesunden Schlaf fördern. Dazu gehören:

- Sich den Schlaf nehmen und sich zugestehen
- Die Kernschlafenszeit ist zwischen 22 Uhr und 2 Uhr morgens. Daher solltest Du zu dieser Zeit im Besten Fall schlafen
- Schlafstörende Glaubenssätze ablegen
- Dich vorwiegend zucker-, schadstoffarm ernähren und Glutamat vermeiden
- Abends auf schwere und kohlenhydratreiche Gerichte verzichten
- Auch am Tag für ausreichend Erholung und Entspannung sorgen
- Mindestens 6 Stunden vor dem zu Bett gehen keinen intensiven Sport mehr betreiben
- Gelegentliches Intervallfasten, um insbesondere dem Magen-Darm-Trakt und der Leber eine Erholungs- und Regenerationsphase zu gönnen
- Elektronische Geräte, auch den WLAN-Router, nachts ausschalten
- Keine elektronischen Geräte im Schlafzimmer
- Vor dem zu Bett gehen entspannen, wie zum Bespiel durch eine Meditation, oder durch ein wärmendes Vollbad
- Aufregende und negative Bücher, Filme, Serien und Nachrichten am Abend vermeiden
- Keine Konfliktgespräche am Abend
- 3 bis 4 Stunden vor dem zu Bett gehen keine koffeinhaltigen Lebensmittel, kein Nikotin und auch keine Medikamente, welche Koffein enthalten, zu sich nehmen
- Deine Schlafumgebung so gestalten, dass Du Dich wohlfühlst
- Das Bett und Bettzeug sollten bequem sein
- Die Temperatur im Schlafzimmer kühl, jedoch nicht kalt. Empfohlen sind 18 Grad
- Milch und Milchprodukte vor dem zu Bett gehen helfen beim Einschlafen, denn sie enthalten die schlaffördernde Substanz Tryptophan
- Erst zu Bett gehen, wenn man müde ist
- Bei Einschlafstörungen wieder aufstehen und sich ablenken mit einer entspannenden Aktivität
- Regelmäßige Schlafzeiten beibehalten
- Für ein ruhiges Umfeld sorgen. Eventuell Ohrstöpsel nutzen
- Im Bett sind nur Schlaf und Sex erlaubt, alle anderen Aktivitäten sollten außerhalb des Bettes stattfinden
- Den Wecker außer Sichtweite stellen und auch nachts nicht auf die Uhr sehen.

Schlaf ist wie das Atmen,
das Essen und Trinken
ein Grundbedürfnis eines jeden Menschen!
Somit ist es auch ein Grundrecht!

## 14.2 Entspannungsmethoden & Wellnessanwendungen

So wie wir den regenerativen Schlaf benötigen um gesund und leistungsfähig zu sein und es zu bleiben, so brauchen wir auch regelmäßige Entspannung und Erholung zum Ausgleich. Körper, Geist und Seele müssen sich auch zwischendurch erholen dürfen.
Ein längerer Urlaub und ein verlängertes Wochenende sollten daher immer wieder in den jährlichen Alltag integriert werden, denn Abstand zum Alltag schafft auch gedanklichen, emotionalen und seelischen Freiraum. Neue Gedanken können entstehen, Lösungen für alltägliche Probleme gefunden werden und Körper, Geist und Seele können sich erholen. Im Urlaub können wir uns zudem von alltäglichen und nicht immer angenehmen Verpflichtungen befreien. Nach dem Urlaub und mit etwas Abstand fallen uns auch diese wieder leichter.

Es gibt jedoch auch Möglichkeiten sich täglich einen kurzen Urlaub zu gönnen, indem wir Entspannungsmethoden aktiv in unseren Alltag integrieren, uns die Zeit dafür freihalten und vorab auch festlegen.
Wie alles im Leben muss auch Entspannung geplant sein, denn dann genehmigen wir uns diese Erholungsphase leichter und wir finden auch nicht so schnell eine Ausrede dafür warum wir keine Zeit dafür finden oder anderes wichtiger ist.
Im Übrigen sollte uns das eigene Wohlergehen immer am wichtigsten sein! Damit wir das jedoch nicht aus den Augen verlieren, erinnert uns ein Plan daran.
Dieser Plan muss jedoch nicht kompliziert sein. Es geht lediglich darum sich aktiv Zeit für Entspannung zu nehmen. Ein Plan kann zum Beispiel auch nur sein sich jeden Tag 30 Minuten bis 1 Stunde Zeit für sich zu nehmen und sich dafür eine feste Uhrzeit im Tagesablauf festzulegen.
Eine weitere Möglichkeit ist es sich bei einem Entspannungskurs anzumelden, sich gelegentlich eine Wellnessanwendung zu gönnen oder sich täglich und auch wöchentlich Zeit für das eigene Hobby und wohltuende soziale Kontakte einzuplanen.
Wie Du entspannst, wie Du für Dich einen Ausgleich schaffst und für wie lange hängt allein von Deinen Bedürfnissen ab. Diese können sich auch jeder Zeit verändern, sodass und Du sie entsprechend anpassen kannst.
Teste Dich doch einfach einmal aus. Auch bei den Entspannungsmethoden und Wellnessanwendungen ist für jeden etwas dabei.
Einen Überblick über einige Entspannungs- und Wellnessmöglichkeiten biete ich Dir hier.

### Entspannungsmethoden

Wie durch das Wort Entspannung schon angedeutet, geht es bei Entspannungsmethoden um das Lösen von Spannungen.
Unter den Entspannungsmethoden gibt es neben anderen die Folgenden:

**1. Klassische Entspannungsmethoden**
Klassische Entspannungsmethoden dienen zum einen dazu ein Gefühl für die eigene Anspannung und Entspannung zu erlangen, denn einige Menschen haben auch dafür das Gefühl verloren. Zum anderen fördern klassische Entspannungsmethoden die eigene Stressresistenz und vermitteln ein Verständnis über die eigene Selbstwirksamkeit im Leben. Sind wir uns unserer Selbstwirksamkeit bewusst, so wissen wir, dass wir Einfluss auf unser Leben haben. Dieses Bewusstsein über die eigene Selbstwirksamkeit kann dazu beitragen, dass stressige Situationen besser verarbeitet werden und seltener als Stress empfunden werden. Wir haben unser Leben schließlich selbst in der Hand.
Im Fokus steht die Konzentration auf den Körper und/oder die Gedanken.
Zu den klassischen Entspannungsmethoden zählen zum Beispiel das Autogene Training und die Progressive Muskelentspannung.

**2. Meditation und Atemtechniken**
Hier gibt es zahlreiche unterschiedliche Formen, welche unterschiedliche Interessen und Bedürfnisse abdecken können.
Die Meditation und die Konzentration auf den Atem dienen jedoch dazu die Gedanken zur Ruhe kommen zu lassen indem man sich auf das Hier und Jetzt fokussiert und somit Körper, Geist und Seele die Möglichkeit gibt sich zu entspannen. Die Sinne werden dabei auf sich selbst, die Atmung, oder einen Gegenstand gerichtet. Die Reize von außen somit abgeschottet. Das beruhigt.
Die Meditation ist daher keine ausschließlich spirituelle Praxis wie so häufig angenommen.
Sie ist als Training der Kontrolle und des Loslassens der Gedanken zu verstehen.

**3. Körperorientierte Entspannungsmethoden**
Körperorientierte Entspannungsmethoden beeinflussen direkt den Körper. Im Fokus stehen die Verringerung körperlicher Anspannung, die Schulung der Selbstwahrnehmung, die Auflösung von Blockaden, schlechter Gewohnheiten und einschränkenden Gedanken, die Korrektur von Fehlhaltungen, sowie die Schulung der Fein- und Grobmotorik.
Zu den körperorientierten Entspannungsmethoden zählen zum Beispiel die Alexandertechnik, Feldenkrais, die Eutonie, oder die funktionelle Entspannung

**4. Bewegte/aktive Entspannungsmethoden**
Manche Menschen entspannen sich am besten, wenn sie sich auf einen Bewegungsabfolge konzentrieren müssen. Diese Konzentration auf die Bewegung fokussiert den Geist auf das Hier und Jetzt und das wirkt beruhigend. Da viele Menschen ihren Arbeitsalltag sitzend vollbringen, dienen bewegte Entspannungsmethoden auch zur Lockerung der angespannten Muskulatur.
Unter den aktiven Entspannungsmethoden gibt es die verschiedenen Formen des Yoga, das fernöstliche T'ai Chi und Qi Gong, sowie moderne Entspannungskonzepte, welche verschiedene aktive Methoden miteinander vereinen. Darunter zum Beispiel Body-Balance Kurse, oder das ZENbo® Balance Training.

**5. Imaginative Entspannungsmethoden**
Imaginative Entspannungsverfahren bedienen sich unserer kreativen Vorstellungskraft.
Sie schulen unsere Kreativität, Fantasie, trainieren den Geist und schulen die „Ich-Identität".
Zu den imaginativen Entspannungsverfahren zählen zum Beispiel:
Fantasiegeschichten, Klangschalenreisen, Märchenreisen, gelenkte Fantasiereisen, halb offene Fantasiereisen und offene Fantasiereisen. Auch Klänge und Gerüche werden bei den imaginativen Verfahren gerne genutzt.

## Wellnessanwendungen

Den Begriff „Wellness" gibt es seit den 1950er Jahren, in welchen der amerikanische Arzt Dr. Halbert die Wirksamkeit von Wellnessanwendungen auf die Gesundheit und in der Prävention von Krankheiten nachweisen konnte.
Wellness setzt sich aus den englischen Begriffen „well-being" und „*fitness*" zusammen.
Well-being steht für das Wohlfühlen und Fitness für einen objektiv guten Gesundheitszustand.
Daher umfasst Wellness heutzutage auch nicht nur ausschließlich Wellnessanwendung wie zum Beispiel die Massage, oder warme Bäder, sondern auch alle weiteren Maßnahmen, welche zum Wohlergehen und der Fitness beitragen. Darunter auch die Ernährung, ausreichend Bewegung und Sport, sowie Entspannung.

Unter den klassischen Wellnessanwendungen gibt es die Badeanwendungen und die Bäderanwendungen.
Bei beiden ist es empfehlenswert sich bei vorhandenen Erkrankungen, gesundheitlichen Bedenken, oder in der Schwangerschaft mit dem Hausarzt abzusprechen. Insbesondere bei Wellnessanwendungen mit sehr hohen und niedrigen Temperaturen oder auch möglicherweise allergieauslösenden/hautreizenden Stoffen.

**Bäderanwendungen**
Bäderanwendungen sind Anwendungen, welche sich des Elementes Wasser bedienen. Durch unterschiedliche Wassertemperaturen und Druck dienen diese Anwendungen als Reiztherapie und stärken dabei auch das Immunsystem.
Zu den Bäderanwendungen zählen:

- Einer der ca. 120 möglichen Kneipp-Anwendungen
- Die Meerwasser Anwendung Thalasso
- Das Floating in salzhaltigen Wasserbecken

## Badeanwendungen

Badeanwendungen bedienen sich nicht des Elementes Wasser. Es handelt sich bei diesen Wellnessangeboten um trockene und trocken-feuchte Anwendungen.
Ihre positive Wirkung ist auf den Wechsel zwischen Wärme und Kälte zurückzuführen.
Badeanwendungen bedienen sich daher hoher Lufttemperaturen, um eine starke Hitze zu erreichen.
Mit Wasser sind diese Temperaturen nicht möglich, da wir uns verbrühen würden.

Zu den **trockenen und halbtrockenen Badeanwendungen** zählen:

- Die Finnische Sauna bei Temperaturen zwischen 80 und 100 Grad und einer Luftfeuchtigkeit von ca. 10%
- Das nicht ganz so heiße und kreislaufschonendere Sanarium, welches sich zusätzlich der Lichttherapie bedient
- Dampfbäder bei Temperaturen von 50 Grad und einer Luftfeuchtigkeit zwischen 80 und 100%
- Das religiöse Baderitual Hamam (Orientalisches Bad)
- Die ägyptische Badezeremonie Rasul (Rhassoul)
- Entspannungsmassagen (z.B.: Aromaölmassage, Kräuterstempelmassage, Hot Stone Massage, Edelsteinmassage, Lavashell Massage, Ayurvedische Abhyanga Ölmassage, Seidenhandschuhmassage (Garshan), hawaiianische Lomi Lomi Nui Massage, Thai-Massage, Klangschalenmassage, Seifenmassage)

Wieviel Du entspannst und
wieviel Wellness Du Dir gönnst,
definierst Du allein!
Gönne Dir beides regelmäßig,
denn diese Entscheidung dafür trägt aktiv
zur Lebensqualität bei!

## 14.3 Ernährung

Eine gesunde Ernährungsweise bringt zahlreiche Vorteile für unsere Gesundheit mit sich. Unter anderem trägt sie aktiv und präventiv zum Erhalt und der Steigerung unserer Leistungsfähigkeit bis ins hohe Alter bei, wirkt der Entstehung von Krankheiten entgegen, entschleunigt den Alterungsprozess, lässt uns vitaler aussehen und steigert unsere geistige Leistungsfähigkeit. Zudem wirkt sich eine gesunde Ernährung förderlich auf unsere körperliche und geistige Stressresistenz aus. Wie? Das erfährst Du in diesem Kapitel.

**1. Ernährung als Kraftquelle**

Eine artgerechte Ernährung, welche unseren nährstoffbedarf ausreichend deckt, dient uns als Energiequelle und somit auch als Kraftquelle. Kraftquellen helfen uns dabei Stress auszugleichen, denn sie wirken Stressoren entgegen. Somit kann eine entsprechende Ernährungsweise unsere Stressresistenz erhöhen.

Eine falsche und nicht artgerechte Ernährung hingegen stresst den Körper und somit uns.

Artgerecht bedeutet sich vorwiegend von natürlichen, nicht verarbeiteten, möglichst schadstofffreien und weitestgehend regionalen und saisonalen Produkten zu ernähren. Fertigprodukte, industriell hergestellte Produkte und Lebensmittel mit einer hohen Menge an ungesunden Fetten und viel Zucker sind hingegen zu vermeiden.

**2. Stärkung des Immunsystems**

Eine nährstoffreiche und bedarfsgerechte Ernährung stärkt unser Immunsystem und ein starkes Immunsystem macht uns resistenter gegenüber Krankheitserregern und schützt vor den negativen Auswirkungen freier Radikale auf unseren Körper.

Das wirkt der Entstehung von Krankheit entgegen und entschleunigt den Alterungsprozess.

Ein gesunder Körper mit einer starken Immunabwehr macht uns resistenter gegenüber Stress, denn wir wissen das wir auf unseren Körper vertrauen können. Schließlich fühlen wir uns fit und gesund. Letztendlich bedeutet Krankheit immer Stress für Körper, Geist und Seele.

**4. Ernährung und die geistige Fitness**

Eine vorwiegend gesunde Ernährung trägt zum Erhalt und der Steigerung unserer geistigen Fitness und somit auch automatisch zu unserer Stressresistenz bei, denn ausgewählte Makro- und Mikronährstoffe sind für unsere Nervengesundheit elementar.

Ein Mangel bzw. eine Überdosierung an bestimmten Mikronährstoffen (Vitamine, Mineralstoffe, Spurenelemente, Sekundäre Pflanzenstoffe) und Makronährstoffen (Eiweiße, Kohlenhydrate und Fette) hat eine direkte Auswirkung auf unsere Stressresistenz und unsere allgemeine Gesundheit.

**5. Makro- und Mikronährstoffe halten gesund und machen stressresistent**

Nährstoffe sind unser Benzin, welches unseren Körper am Laufen hält. Wie gut dieses Benzin ist hängt von der Benzin-, also der Nährstoffqualität, ab.

Wieviel Energie unserem Körper über die Nahrung zur Verfügung steht ist wiederum abhängig davon wieviel qualitative Makronährstoffe (Fett, Eiweiß, Kohlenhydrate) wir zu uns nehmen.

Jedes Vitamin, jeder Mineralstoff, jedes Spurenelement und jeder pflanzlicher Sekundärstoff, aber auch die verschiedenen Fette, Kohlenhydrate und Eiweiße haben in unserem Organismus somit eine wichtige Aufgabe und tragen zur körperlichen und geistigen Funktionsfähigkeit bei.

Für unsere Stressresistenz ist die ausreichende und bedarfsgerechte Versorgung unseres Organismus mit den folgenden Vitaminen, Mineralstoffen, Spurenelementen und Fettsäuren wichtig:

## Vitamine

**Vitamin A (Beta-Carotin)** hält die Schleimhäute gesund und erhöht die Widerstandsfähigkeit gegenüber Infektionen. Es ist insbesondere enthalten in Fischleberölen, Leber, gelben & orangen Gemüse- und Fruchtsorten.

**B-Vitamine** tragen zur normalen Funktion des Energiestoffwechsels und des Nervensystems bei, sowie sie an der Bildung von Neurotransmittern beteiligt sind. Neurotransmitter dienen in der Kommunikation zwischen (Nerven-) Zellen als Übersetzer.

- B1 (Thiamin) ist beteiligt an der Weiterleitung von Reizen und der Energiegewinnung aus Eiweiß und Kohlenhydraten. Es ist insbesondere enthalten in Sonnenblumenkernen, Vollkornprodukten, Schweinefleisch, Erdnüssen, Thunfisch, Scholle und Kartoffeln.
- B2 (Riboflavin) hält die Schleimhäute gesund und schützt die Zellen vor oxidativem Stress. Es ist insbesondere enthalten in Schweineleber, Fleisch, Milch, Käse, Eier und Vollkornprodukten.
- B3 (Niacin) trägt zur Erhaltung der Schleimhäute bei und ist insbesondere enthalten in Leber, Seefisch, Erdnüssen und Weizen.
- B5 (Pantothensäure) ist an der Synthese und am Stoffwechsel von Steroidhormonen, Vitamin D und einiger Neurotransmitter beteiligt. Es ist insbesondere enthalten in Innereien, Linsen, Eiern, Käse und Haferflocken.
- B6 (Pyridoxin) beeinflusst bestimmte Hormonaktivitäten und ist insbesondere enthalten in Leber, Seefisch, Vollkornprodukten, Nüssen, Hefe und Bananen.
- B12 (Cobalamin) trägt zum normalen Energiestoffwechsel bei und ist beteiligt an der Bildung sauerstofftransportierender roter Blutkörperchen. Wichtig ist zu wissen, dass B12 ausschließlich in tierischen Lebensmitteln enthalten ist und das insbesondere in Eigelb, Käse, Innereien und fettem Fisch. Veganern wird empfohlen sich diesbezüglich beraten zu lassen.

**Vitamin C (Ascorbinsäure)** mobilisiert die Abwehr, wirkt antioxidativ, beschleunigt Heilungsprozesse, schützt vor freien Radikalen und trägt zur normalen Funktion des Immunsystems bei. Es ist insbesondere enthalten in frischem Obst und Gemüse unter der Schale.

**Vitamin D (Calciferol)** ist für das Immunsystem, die normale Muskelfunktion und der Aufnahme von Kalzium und Phosphat aus dem Darm von zentraler Bedeutung. Es ist unter anderem an der Produktion der T- Lymphozyten (Gruppe der weißen Blutzellen) beteiligt, welche gemeinsam mit den B-Zellen unserer Immunabwehr dienen und die Immunantwort regulieren. Es ist Insbesondere enthalten in fettem Seefisch, Leber und Eiern.

**Vitamin E (Tocopherol)** schützt vor freien Radikalen und stärkt das Immunsystem. Es ist insbesondere enthalten in Nüssen und Pflanzenölen.

## Mineralstoffe (Mengenelemente – wir brauchen „viel“)

**Magnesium** sorgt für eine normal Muskel- und Nervenfunktion und verringert Müdigkeit. Zudem hemmt Magnesium die Weiterleitung der Erregung der Nerven, welche Stress hervorrufen. Dadurch beruhigt sich das Nervensystem. Es ist insbesondere enthalten in Brokkoli, Vollkornprodukten, Hülsenfrüchten, Kartoffeln, Nüssen und Sonnenblumenkernen.

**Kalzium** ist wichtig für den Energiestoffwechsel und die Weiterleitung von Reizen zwischen Nerven. Es ist zum Beispiel enthalten in Kuhmilch, Joghurt, Käse, grünem Gemüse, sowie in kalziumreichem Mineralwasser

**Kalium** ist wichtig für die Regulierung des Blutdrucks, sowie der Übertragung und Weiterleitung von Nervenreizen. Es ist insbesondere enthalten in grünem Gemüse, Leber, Ölen, Hülsenfrüchten, Gemüse und Vollkornprodukten.

### Spurenelemente (wir brauchen „etwas“)

**Eisen** unterstützt die Gedächtnisleistung und ist insbesondere enthalten in tierischen Lebensmitteln, aber auch in Kürbiskernen und Haferflocken.

**Selen** wirkt antioxidativ, trägt zur normalen Funktion des Immunsystems und zur Schilddrüsengesundheit bei. Es ist enthalten in Paranüssen, Fleisch, Eiern, Spargel und Hülsenfrüchten.
**Kupfer** schützen die Zellen vor oxidativem Stress. Enthalten in Fisch, Nüssen, Samen, Vollkornprodukten, Hülsenfrüchte, Kakao und Innereien.

**Zink** schützen die Zellen vor oxidativem Stress. Zink spielt zusätzlich eine wichtige Rolle für unser Immunsystem und unsere geistige Leistungsfähigkeit und ist zum Beispiel enthalten in Fleisch, Fisch, Käse, Eiern, Gemüse und Vollkornprodukten.

### Fettsäuren

**Omega-3-Fettsäuren** wirkt entzündungshemmend und wirkt der Entstehung psychischer und neurologischer Erkrankungen entgegen. Es ist enthalten in Wildfleisch, Fleisch und Milchprodukten von Weidetieren ohne Maisfütterung und fettreicher Fisch aus Wildfang.

## 6. Stimmungsaufhellende Lebensmittel

Neben den Makro- und Mikronährstoffen welche dabei helfen können alltäglichem Stress entgegen zu wirken gibt es auch noch Lebensmittel, welche unsere Stimmung heben können.
Diese Lebensmittel kurbeln die Produktion des hausgemachten Gute-Laune Hormons Serotonin an. Dieses hebt unsere Stimmung und wirkt Stress entgegen. Damit unser Körper es herstellen kann benötigt er jedoch die richtigen Bausteine. Diese sind das Vitamin B12, B6 und die in eiweißreichen Lebensmitteln enthaltene Aminosäure Tryptophan.
Wichtig zu beachten: Tryptophan gelangt nur im Beisein von Kohlenhydraten über unser Blut in unser Gehirn, in welchem Serotonin produziert wird. Daher sollten gesunde Kohlenhydrate immer mit Eiweiß kombiniert werden.

## 7. Kohlenhydrate in und nach akuten Stresssituationen

Gesunde Kohlenhydrate aus Vollkorn-Getreide, Kartoffeln, Vollkornreis, Gemüse, Hülsenfrüchten und Früchten heben die Stimmung, insbesondere in und nach einer akuten Stresssituation. Für die Produktion des Gute-Laune Hormons wird Tryptophan aus eiweißreichen Lebensmitteln benötigt. Daher Kohlenhydrate immer mit Eiweißen kombinieren.

## 8. Eine Gesunde Darmflora ist wichtig

Des Weiteren spielt eine **gesunde Magen-Darmflora** eine wichtige Rolle für unsere Stressresistenz, sowie für unsere allgemeine Gesundheit, denn sie wirkt sich auf die Stabilität und Leistungsfähigkeit unseres Immunsystems aus, beeinflusst das Level der Stresshormone in unserem Körper und trägt somit aktiv und präventiv zu unserem Wohlbefinden bei.

Unsere Magen-Darmflora besteht aus Billionen nützlicher Bakterien, wie beispielsweise den bekannten Laktobazillen und Bifidobakterien. Die Anzahl und Vielfalt dieser nützlichen Bakterien in unserem Darm hängt, unter anderem, von unserer Ernährung ab. Somit hat unsere Ernährungsweise einen direkten Einfluss auf unsere Darmgesundheit, auf unsere Immunabwehr, unser Stresslevel und unser Wohlbefinden.
Gegen Stress im Leben aktiv vorzugehen, bedeutet daher auch auf die Gesundheit unserer Darmflora zu achten.

**9. Flüssigkeit hält das Gehirn fit**
Im Zuge der Stressprävention ist es auch wichtig ausreichend Flüssigkeit zu sich zu nehmen, denn ein Mangel an Flüssigkeit sorgt dafür, dass unser Gehirn schlapp macht. Mit 1,5 bis 2 Litern Wasser, Saftschorle, Kräuter- und Früchtetee am Tag kann man daher klarer denken, hält den Kreislauf stabil und wirkt Stress entgegen.

**10. Achtsames Essen entschleunigt**
Empfehlenswert ist es zudem achtsam, bewusst und entspannt zu essen und sich für die Nahrungsaufnahme aktiv Zeit zu nehmen. Auch bewusstes Essen entschleunigt und wirkt Stress entgegen.

**11. Heißhungerattacken bei Stress fördert mehr Stress**
Bezüglich des Themas Ernährung und Stress ist es auch gut zu wissen, dass der durch Stress verursachte Anstieg des Cortisolspiegels zu den bekannten und meist unerwünschten Heißhungerattacken führt. Unser Körper verlangt bei Stress schnelle Energiezufuhr, um Stoffwechselprozesse welche nun noch mehr Energie benötigen aufrecht zu erhalten. Diese Energie verlangt er in Form von Zucker, welcher die schnelle Bereitstellung von Energie für sämtliche Stoffwechselprozesse des Körpers ermöglicht. Daher greifen viele Menschen in einer stressigen Situation/Phase vermehrt zu zuckerhaltigen Lebensmitteln.
Besser ist es jedoch anderweitig zur Ruhe zu kommen, denn auch ein zu viel an Zucker stresst unseren Körper, schadet unserer Gesundheit und sorgt für die unschönen Fettpölsterchen.
Zucker schenkt unserem Körper zudem kurzfristige Energie, welche sich anregend auf unser Nervensystem auswirkt. Im Zuge der Stressprävention ist das jedoch nicht der erwünschte Effekt.
In akuten Stresssituationen ist es daher besser auf Vollkornprodukte zurückzugreifen, welche unseren stressgeplagten Körper mit langfristiger Energie beschenkt und mit guten Nährstoffen versorgt.

**12. Wenn der Stress auf den Magen schlägt und mehr Stress verursacht**
Manchen Menschen schlägt Stress wortwörtlich auf den Magen. Appetitlosigkeit folgt und führt zur Aufnahme weniger Nahrungsmittel. Das lässt unerwünschte Pfunde zwar purzeln, trägt aber auch zu einem möglichen Nährstoffmangel bei. Wie in diesem Kapitel eingehender erklärt bedeutet eine Nährstoffmangel Stress für unseren Körper und Geist, senkt unsere Leistungsfähigkeit und stört unser Glücksempfinden. Stress ist vorprogrammiert.
Wie Du nun wahrscheinlich festgestellt hast, spielt Ernährung im Zuge der Stressprävention eine wichtige Rolle.
Bevor ich zum Thema Sport und Stress im folgenden Kapitel übergehe, jedoch noch ein weiterer Tipp.

**Diese 5 Lebensmittel wirken Stress besonders gut entgegen**

**1. Haferflocken**

Sie enthalten viel Vitamin B1 und B3. Diese Vitamine sind für eine normale Nervenfunktion und den Energiestoffwechsel wichtig.

**2. Bananen**

Sie enthalten B-Vitamine, Magnesium und Kalium und sind somit ein echter Nervensnack.

**3. Nüsse**

Auch Nüsse stecken voller nervenstärkender B-Vitamine, Kalium, Eisen und Magnesium.

**4. Dunkle Schokolade**

Dunkle Schokolade und zwar die Zartbittervariante mit hohem Kakaoanteil und wenig Zucker, kann bei Stress helfen.

Wie? Kakao enthält die Aminosäure Tryptophan, welche die Bildung des Botenstoffes (Hormon) Serotonin ankurbelt. Serotonin hebt die Stimmung und wirkt somit Stress entgegen. Zudem enthält dunkle Schokolade bestimmte Antioxidantien, welche dabei helfen Stresshormone abzubauen.

**5. Fettreiche Fischsorten wie Lachs, aber auch Thunfisch**

Sie sind reich an wertvollem Protein sowie Omega-3-Fettsäuren und Vitamin B2. Daher sollte Fisch mindestens einmal in der Woche auf dem Speiseplan stehen.

Vegetarier und Veganer sollten auf Omega-3-Fettsäuren aus pflanzlichen Lebensmitteln zurückgreifen, zum Beispiel aus pflanzlichen Ölen, insbesondere Leinöl und Rapsöl, Leinsamen und Chiasamen.

**Noch ein kleiner Hinweis zum Schluss!**

**Ein Mangel bzw. eine Überdosierung an Makro- und Mikronährstoffen ist nie gesund** für unseren Körper. Ein Nährstoffmangel kommt in Deutschland nur selten vor. Daher ist die Zugabe von Nährstoffpräparaten in den wenigsten Fällen notwendig und kann in manchen Fällen sogar schädlich sein.

Wer sich ausgewogen, nährstoffreich, vielfältig und im besten Fall noch regional und saisonal ernährt, an keiner akuten/chronischen Krankheit leidet, keinen Leistungssport betreibt und auch nicht Schwanger ist, deckt seinen allgemeinen Nährstoffbedarf durch seine Ernährung sehr wahrscheinlich ausreichend ab.

Solltest Du jedoch Bedenken haben möglicherweise unter einem Nährstoffmangel zu leiden, so bespreche das am besten mit Deinem Hausarzt. Er kann Dir hier weiterhelfen. Ohne die Bestätigung eines Mediziners ist von einer zusätzlichen Nährstoffaufnahme abzuraten.

Bei einer rein veganen Ernährung ist es empfehlenswert sich von einem Ernährungsberater beraten zu lassen, denn insbesondere die B-Vitamine kommen in einer veganen Ernährung schnell zu kurz.

Das kann mit der Zeit zu einer Minderung der Stressresistenz führen.

**Wie Du Dich ernährst definiert**
**wer Du bist und**
**wer Du sein wirst!**

## 14.4 Sport und Bewegung

Sport und Bewegung schaffen einen Ausgleich zu unserer heute meist sitzenden beruflichen Tätigkeit und unserer meist auch sehr bewegungsarmen privaten Freizeitaktivität.
Sich nicht ausreichend zu bewegen schadet jedoch unsere körperliche und auch geistige Gesundheit, denn der Mensch ist nach wie vor nicht ausschließlich für sitzende und liegende Körperhaltungen konstruiert.
Bewegung und Sport sind äußert wichtig, um:

- Falschen Körperhaltungen entgegenzuwirken
- Gewebe, die Muskulatur, das Skelett und die Bandscheibe durch die Bewegung zu nähren und geschmeidig zu halten
- Die Muskulatur zu stärken und uns dabei kraftvoller zu machen
- Das Herz-Kreislauf-System zu stärken und uns dadurch ausdauernder zu machen
- Einer möglichen krankheitsfördernden Fettleibigkeit entgegenzuwirken
- Den Stoffwechsel anzuregen und somit die Organe besser mit Sauerstoff und Nährstoffen im Blut zu versorgen und dadurch auch Schadstoffe schneller aus unserem Körper zu transportieren
- Die geistige Leistungsfähigkeit zu steigern, konzentrierter und klarer zu denken, bessere Entscheidungen zu treffen und effektivere Lösungen für Probleme zu finden
- Den Hormonhaushalt auszugleichen und dadurch auch Stress zu regulieren
- Das Selbstwertgefühl und dadurch Selbstbewusstsein zu fördern
- Usw.

Sport und Bewegung helfen daher aktiv dabei, dass wir fit bleiben, langsamer altern, uns in unserem Körper wohlfühlen und sie helfen dabei Stress abzubauen.
Gerade in unserer heute bewegungsarmen Zeit, welche dauernde Bereitschaft und Leistung fordert und uns meist nur wenig Zeit gibt Stress durch Entspannung abzubauen, ist die Integration von Sport und Bewegung in den Alltag noch wichtiger.
Denn wie Du in vorherigen Kapiteln gelernt hast, schüttet unser Körper unter Stress das Leistungshormon Adrenalin aus, welches alle notwendigen Körperfunktionen unter Stress hochfährt und die Verdauung und den Sexualtrieb runterfährt.
Dieses überlebensnotwendige Leistungshoch unter Stress muss jedoch ausgeglichen werden, damit entsprechende Organe nicht ermüden und ihre Funktion daraufhin womöglich mit der Zeit gestört, oder eingeschränkt wird.
Funktionieren unsere Organe nicht mehr so wie sie es unter gesunden Umständen tun sollten, so fühlen wir uns nicht wohl und es besteht die Gefahr einer möglichen, Lebensqualität einschränkenden Erkrankung.
Schon beim Steinzeitmenschen musste auf die Anspannung bei Gefahr Entspannung folgen, damit sich der Körper von seinem kurzzeitigen Leistungshoch erholen konnte.
In der heute schnelllebigen Zeit geben wir uns diese Entspannungsphase jedoch selten und wir nutzen das durch Stress angestaute Adrenalin meist nicht dafür wofür es ursprünglich gedacht war. Nämlich für den Kampf, oder die Flucht. Viele von uns Erstarren heutzutage bei einer vermeintlichen Gefahr.
Das Adrenalin kann somit weder durch den Kampf, oder die Flucht genutzt werden und wird auch nicht mehr durch die nach Stress notwendige Entspannung abgebaut, da wir uns auch diese nicht mehr ausreichend genehmigen.
Das Adrenalin bleibt somit permanent in unserem Körper, stresst diesen, macht unseren Geist unruhig und trägt wiederum dazu bei, dass Körper und Geist mit der Zeit ermüden. Unsere Leistung lässt daraufhin nach und es geht uns nicht wirklich gut.

Ausreichend alltäglicher Sport, sowie Bewegung sind daher für den Adrenalinabbau und somit im Zuge der Stressprävention äußerst wichtig. Aber Achtung, denn auch ein zu viel und zu intensiver Sport, welchen wir nicht gewohnt sind, stresst unseren Organismus. Auch bei Sport sollte man sich daher unbedingt an die vorgegeben Erholungsphasen halten. Und ganz nebenbei, erst in der Erholungsphase wird die Leistung unseres Körpers gesteigert und der Muskelwachstum angeregt. Sport und Erholung sollten daher in Balance ausgeübt werden und dabei sollte man auch immer auf die Signale des Körpers hören.

Sport im Zuge der Stressprävention bringt neben dem Adrenalinabbau jedoch noch weitere Vorteile mit sich, denn Ausdauertraining macht zudem glücklich. Positive Gefühle wirken sich immer positiv auf unser allgemeines Wohlergehen aus und wirken somit Stress entgegen. So konnte wissenschaftlich nachgewiesen werden, dass 30 bis 60 Minuten moderates Ausdauertraining zur Ausschüttung der stimmungsaufhellenden Hormone Endorphin und Serotonin beiträgt. Diese bauen wiederum Stresshormone ab und sorgen für das entspannte und angenehme Gefühl nach einem intensiven Workout.

Wer regelmäßig Sport treibt der steigert zudem seine geistige und organische Leistungsfähigkeit. So wird durch Sport die Atmung beschleunigt und der Herzschlag erhöht. Mehr Sauerstoff wird über die Atmung aufgenommen und über das Blut mit Hilfe des Herzschlages schneller zu den Organen transportiert. Mehr Sauerstoff bedeutet eine Erfrischung für unsere Gehirnzellen und macht uns dabei kreativer und konzentrierter. Wir können besser logisch Denken und sind allgemein wacher. Entscheidungen fallen uns leichter und auch unsere Arbeit geht uns effektiver von der Hand. Dadurch sind wir zufriedener und auch das wirkt Stress entgegen.
Werden unsere Organe gut mit Sauerstoffen und Nährstoffen versorgt, so werden auch sie leistungsfähiger, müssen im besten Fall nicht mehr ganz so schwer arbeiten und können sich schneller erholen. Weniger Stress für unsere Organe, bedeutet weniger körperlichen Stress für uns.

So werden zum Beispiel auch Schadstoffe, welche den Körper oft unbewusst stressen, durch die gesteigerte Blut- und Sauerstoffversorgung schneller und effektiver aus unserem Körper verbannt. Das wirkt der Entstehung von Leistungstiefs und möglichen Krankheiten entgegen. Eine bessere Blutversorgung bedeutet auch eine effektivere Nährstoffversorgung der Organe und somit der einzelnen Zellen, denn über unser Blut werden alle Nährstoffe transportiert. Geht es unseren Zellen gut und sind sie nicht gestresst, so fühlen auch wir uns wohl und altern nicht ganz so schnell.

Des Weiteren wirkt Sport den häufig durch Stress ausgelösten Muskelverspannungen entgegen. Diese dauerhaften Verspannungen können unser Skelett verzehren und dadurch zur Entstehung von Muskel- und Skeletterkrankungen beitragen. Sport im Zuge der Stressprävention beugt somit der Entstehung von Muskel- und Skeletterkrankungen vor.
Zudem dient Sport dazu sich in akute Stresssituation kurzzeitig abzureagieren und lenkt die Konzentration auf die Bewegungsabläufe. Ablenkung trägt in akuten Stresssituationen zur Entspannung bei. Sport und Entspannung machen den Geist letztendlich klarer und helfen somit dabei in akuten Situationen bessere Entscheidungen zu treffen und Probleme effektiver zu lösen. Auch das löst und verhindert Stress.

Sport macht uns daher auf körperlicher und geistiger Ebene stressresistenter.

Welche Sportart im Zuge des Stressmanagements ausgeübt wird hängt dabei von der allgemeinen wie situativen körperlichen Verfassung und den eigenen Interessen ab.

In akuten Stresssituationen sind Ausdauersportarten, welche das Herz-Kreislauf-System anregen und Adrenalin abbauen empfehlenswert. Zu den Ausdauersportarten zählen zum Beispiel Joggen, Radfahren, Schwimmen, Tanzen, Skifahren und Spinning Kurse. Grundsätzliches alles was den Puls erhöht.
Zur Erholung und Dehnung des Körpers dienen Sportarten wie Yoga, Tai Chi, oder Qi Gong.

Um Stress vorzubeugen und um Deinen Körper und Geist fit, jung und gesund zu halten ist es ratsam täglich mindestens 30 Minuten Sport und ausreichend alltägliche Bewegung (z.B. Spazieren, Gartenarbeit, Hausarbeit) in Deinen Alltag zu integrieren. Dabei solltest Du darauf achten, dass Du zwischen Muskelaufbau, Ausdauer und Dehnungsportarten abwechselst, denn in der Vielfalt liegt die Effektivität. Moderates Ausdauertraining sollte jedoch in jeder Woche 2-3-mal für mindestens 30 Minuten in Deinen Wochenplan integriert sein.
Achte bitte darauf auf Deine Bedürfnisse zu hören und es nicht zu übertreiben, denn das würde nur wieder zu Stress führen.
Sport soll und darf Spaß machen, deshalb suche Dir Sportarten aus, welche Dir Freude bereiten. Wenn es nicht Joggen ist, dann übe Dich in Tanzen, oder jeder anderen Sportart bei welcher die Zeit für Dich schnell vergeht, welche Dir vielleicht sogar ein Lächeln auf das Gesicht zaubert, Dich motiviert und kurzzeitig vom Alltag ablenkt. Nur so kannst Du Deinen inneren Schweinehund überwinden.
Probiere Dich einfach einmal aus. Du musst nicht sofort wissen, welche Sportart Dir liegt. Es geht darum, dass Du Dich körperlich betätigst.
Oft hilft es auch eine Sportart mit gleichgesinnten Mitmenschen auszuüben. Das wirkt sich noch stressbefreiender auf uns aus, denn der Mensch ist ein soziales Wesen. Gute soziale Kontakte senken nachweislich unseren Stresspegel und sie halten motiviert.
Und zu guter Letzt denke immer daran, dass Gewohnheit alles möglich macht! Deshalb mache Sport zu einer alltäglichen Gewohnheit, denn dadurch wird auch Sport und Bewegung mit der Zeit immer leichter.
Es liegt in Deiner Hand der Entstehung von Krankheiten, auf Grund mangelnder Bewegung und Stress, präventiv und aktiv entgegen zu wirken. Dein langfristiges Wohlergehen liegt somit größtenteils in Deiner Hand.
Hab Spaß an Bewegung, übertreibe es nicht und denke immer daran, dass Extreme nie gut sind! Das sagte auch schon Buddha.

Bewegung ist die natürlichste Form
den Körper gesund zu halten!
Schon für unsere Vorfahren war das so.
Wäre Bewegung nicht so wichtig,
hätten wir nicht zwei Beine bekommen,
um sie zu nutzen!

# 15. Nachwort

**Liebe Leserinnen und Leser**
Mit diesem Buch konnte ich mir einen weiteren Herzenswunsch erfüllen und meine Lebensvision ausleben. Indem Du das Buch liest erfüllt sich diese Lebensvision!
Ich hoffe die Inhalte helfen Dir weiter und tragen dazu bei, dass Dein Leben ein bisschen stressfreier wird und es auch bleibt und Du somit aktiv und präventiv etwas in Deiner eigenen Regie für Deine Gesundheit tun kannst.
Du bist der Schöpfer Deines Lebens und gestaltest einen jeden Tag in Deinem Leben selbst! Vergiss das nie! Du alleine entscheidest was in Deinem Leben passiert und trägst die Konsequenzen, so wie Du Dich an den Erfolgen erfreuen kannst. Lebe nicht das Leben eines anderen, denn schließlich möchtest Du dafür keine Verantwortung übernehmen müssen. Das kann nie gut laufen. Dein Leben ist auch Dein Traum und den gilt es zu erfüllen!
Alles fängt mit den Gedanken an. Die Positivität Deiner Gedanken und Gefühle ist immer abhängig von Deiner Bewertung. Bewerte daher weiße und im Einklang mit Deinen Wünschen und Werten.
Daher übe Dich in einem positiven Mindset, erlaube Dir Fehler und auch einfach einmal schlecht gelaunt zu sein. Das ist alles Teil des Lebens und vollkommen ok. Niemand ist immer gut gelaunt, auch wenn die sozialen Medien das so erscheinen lassen. Jeder von uns kämpft seinen eigenen kleinen Kampf, um das von jedem Menschen ersehnte Glück. Schon seit Anbeginn der Menschheitsgeschichte wird nach ultimativem Glück gesucht. Du bist daher nicht allein mit Deiner Suche nach dem wahren Glück im Leben!
Bedenke immer und in allem was Du tust: Glück ist nur in Deinem Inneren zu finden und nie im Außen. Je mehr Du im Außen suchst und je mehr Dinge Du Dir zulegst umso wahrscheinlicher kommt Dir Dein eigenes Glück abhanden. Besitz fordert Verantwortung und Anpassung und stiehlt Dir das kleine Fünkchen Freiheit und Flexibilität, währenddessen Du Dich immer mehr im Hamsterrad verkeilst.
Dein Leben ist aber kein Kampf, außer Du machst Dein Leben selbst zu einem und dann kannst Du den Kampf sehr wahrscheinlich nie gewinnen.
Das Leben ist zum Genießen da und Du wählst wie Deine Lebensreise aussieht und wer Du sein willst!
Glaube an Dich! Hege und pflege Deinen Körper, Deinen Geist und Deine Seele, pflege gute soziale Kontakte und vermeide Extreme jeder Art! Alles in Maßen, mit Achtsamkeit und Genuss und Du bist auf einem guten Weg!
Und denke immer daran, dass auf Anspannung Entspannung folgen muss und Du ein Grundrecht darauf hast, denn es ist ein menschliches Bedürfnis wie das Atmen, Essen und Trinken!

**Von ganzem Herzen,**
**Deine Diana**

# 16. Danke

Mein erster Dank geht an Euch meine Leser und Leserinnen! Ihr macht meine Träume möglich! Ich wünsche Euch von ganzem Herzen nur das Beste und vor allem ganz viel Gesundheit und Freude im Leben! Holt Euch was Euch zusteht!

Nun jedoch mein Dank an die wichtigsten Menschen in meinem Leben!
Dieser geht vor allem an die liebsten Menschen in meinem Leben, welche mir Halt, Kraft und Liebe schenken und mich durch die schweren Zeiten tragen! Ich liebe Euch! Danke Mama, Papa, Thomas, Michi, Ingrid, Rolf und Claudia und natürlich auch an meine 2 schwarzen Panther zu Hause! Ich bin unendlich dankbar ein Teil dieser herzlichen und unterstützenden Familie sein zu dürfen!
Ihr seid Euch nicht bewusst wie besonders Ihr seid! Ohne Euch wäre ich nicht ich und ohne Euch wäre auch dieses Buch nicht entstanden! Ihr seid meine ganz persönlichen und realen Helden!

Ein zusätzlicher Dank geht an meinen Ehemann und stetigen und geduldigen Korrekturleser Thomas! Es gibt keine Worte für Deine Unterstützung und Liebe… Übrigens: Dich liebe ich ganz besonders!

Ein weiterer Dank geht an ganz besondere Menschen, welchen ich in der schwersten Phase meines Lebens kennenlernen durfte, als auch ich von meinem Körper, meinem Geist und meiner Seele in die Knie gezwungen wurde: Dr. Matthias Michelmann & Praxisteam, Michael T., Patricia, Melhi, Simone und Ute! Was für wundervolle Menschen Ihr doch seid!

Danke auch an meine zuverlässigsten und immer unterstützenden Freunde: Shu & Tobe! Egal auf welchem Kontinent Ihr zu Hause sein werdet, Ihr werdet immer ein Teil in meinem Herzen reserviert haben und eine helfende Hand erhalten, wann immer gebraucht!

Danke an Alen für den ersten freundschaftlichen Kauf meines ersten veröffentlichten Taschenbuches. Auch Du hast mir wieder einmal gezeigt, dass wahre Freunde oft dort zu finden sind wo man es gar nicht zu wissen glaubt!

Ein großer Dank geht an die „Studiengemeinschaft Darmstadt (SGD)“, welche mir die Tools und Methoden zur Gesundheitsprävention in meinem Studium so kompetent und unterstützend nahegelegt hat. Vor allem DANKE für die tatkräftige Unterstützung auf meinem Weg zur Gesundheits- und Präventionsberaterin! Ich bin sehr, sehr dankbar dafür. Insbesondere Danke an Frau Regina Bernhardt-Mahr der SGD für Ihr Vertrauen in mich!

Ein letzter Dank geht an Sebastian Sowa mit welchem ich 2021 zwei tolle Podcast Folgen zum Thema Gesundheit und vegane Ernährung aufnehmen durfte!
Ein toller Mensch, Podcaster und das mit ganz viel Power und Herz. Seinen Podcast „Punktlandung“ mit interessanten Beiträgen über das Leben findet man auf Podcast.de und auf Spotify.

Danke! Danke! Danke! Danke! Danke! Danke! Danke!

**Eure Diana**

# 17. Weitere Bücher der Autorin

**Lebe Statt Nur Zu Funktionieren**

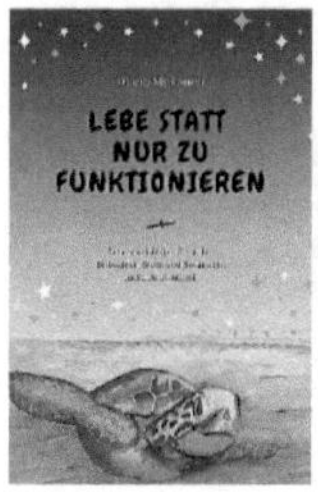


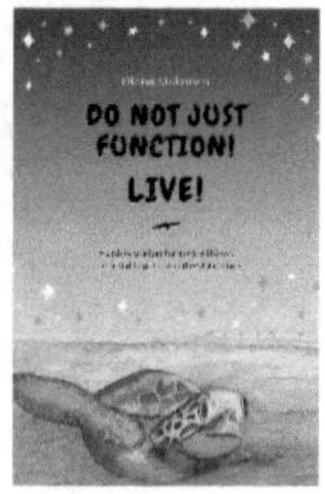


In diesem Buch sind Lebensweisheiten und Sprüche enthalten, welche dem modernen und digitalen Zeitalter der Funktions- und Leistungsgesellschaft entsprechen und zum Nachdenken und Umdenken anregen. Es bestärkt darin sich selbst und das Leben wieder mehr zu feiern, dem eigenen Leben mit mehr Freude, Vertrauen, Leichtigkeit und Selbstliebe zu begegnen und dabei einfach nur mal wieder Mensch sein zu dürfen, Spaß am Leben zu haben und sich Zeit für das eigene Wohlergehen zu nehmen. Dabei wird den Themen Selbstliebe, Glück, Ziele, Erfolg, Entscheidungen, Selbstverwirklichung, Wahrnehmung, Gefühle, Gedanken, Identität, Selbstbewusstsein, Achtsamkeit, Spiritualität, soziale Kontakte, Ernährung, Bewegung, Zeit, Geld und Reichtum, das Leben an sich, sowie die Gesundheit von Körper, Geist und Seele Aufmerksamkeit geschenkt.

**(Auf Englisch & Deutsch)**

**Life Coaching Ohne Coach – Lebensplanung leicht gemacht**

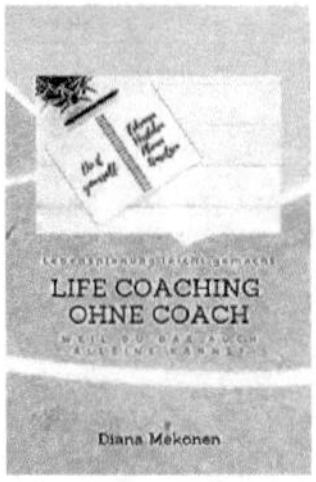


Mit diesem Buch wirst Du Dich selbst ein bisschen besser kennenlernen, Verletzungen der Vergangenheit heilen und Deine Wünsche, Ziele und Träume in der Zukunft mit Hilfe eines systematischen Plans, welcher im Einklang mit Deinen Bedürfnissen steht, erfüllen können.
In 12 Kapiteln vermittelt die Autorin das nötige Grundwissen und die Tools zum Thema Lebensplanung, welche Du in Deiner eigenen Zeit nutzen kannst.
Du bist Dein eigener Coach, denn Du trägst das Wissen über Dein Leben und Dein Glück schon immer in Dir. Mit diesem Buch wirst Du es eigenständig erforschen können.
Dieses Buch kann Dein Leben verändern, es fängt jedoch alles mit Dir und dem ersten Schritt an.

## Schamanisch Reisen

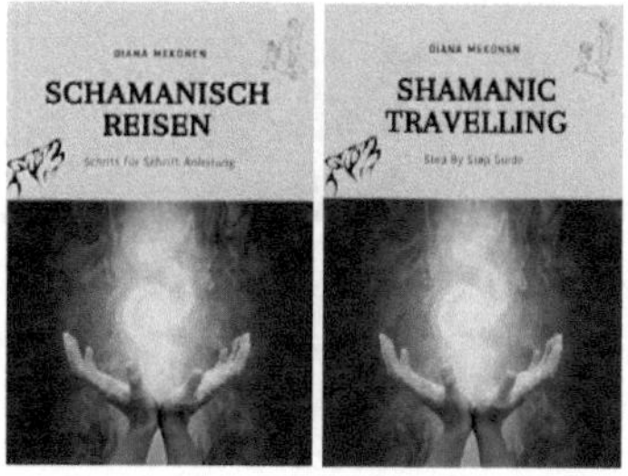


Dieses Buch basiert auf dem Wissen und den Erfahrungen von Diana Mekonen, welche ihre Ausbildung zur Lehrerin im "Schamanischen Reisen" 2018 auf Hawaii machte. Mit diesem Buch möchte die Autorin ihr Wissen und ihre Erfahrung über diese fantasievolle, magische und entspannende Methode der Meditation weitergeben, damit die Leser von den positiven Effekten dieser alternativen Entspannungsmethode profitieren können. Das schamanische Reisen wirkt entspannend, bewusstseinserweiternd, fördert die Intuition und Kreativität, schenkt Kraft vom Alltag, lehrt die Praxis der Achtsamkeit und Gelassenheit und hilft dabei Körper, Geist und Seele in Einklang zu bringen und zu halten. Dieses Buch bietet Hintergrundwissen zum Schamanismus, eine wissenschaftliche Erklärung für die Effektivität und heilende Wirkung der schamanischen Reisen, sowie sämtliche Informationen zur Durchführung verschiedener schamanischer Reisen. Die Anleitung zum Schamanischen Reisen erlaubt es dem Leser sich eigenständig auf die erste Reise zu seinem Krafttier zu begeben. Jeder trägt diese Gabe des schamanischen Reisens bis heute in sich.

**(Auf Englisch & Deutsch)**

## Australien Here I Come

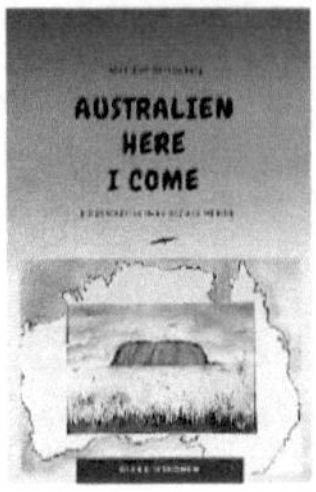


Diana Mekonen reiste 2003/2004 mit ihrem besten Kumpel als Backpacker durch Australien ganz ohne Handy, WhatsApp, Facebook und Co. Angerufen wurde einmal die Woche von einer Telefonzelle und ab und zu wurde eine E-Mail an die geliebte Familie zu Hause geschrieben.
Von Brisbane über Cairns nach Alice Springs, Darwin, Adelaide und Melbourne bis nach Sydney mit einer ganzen Menge an Abenteuer im Gepäck, aber auch eine große Liebe.

**Liebe Dich selbst**
**und das Leben wird Dich**
**mit noch mehr Liebe beschenken,**
**denn Liebe ist universell,**
**unerschöpflich**
**und zu jeder Zeit verfügbar!**

# 18. Literaturverzeichnis

Bernhardt, K.: Depression und Burnout loswerden: Wie seelische Tiefs wirklich entstehen, und was Sie dagegen tun können. Ariston (2019).
Bernhardt, K.: Panikattacken und andere Angststörungen loswerden: Wie die Hirnforschung hilft, Angst und Panik für immer zu besiegen. Ariston (2017).
Burisch, M.: Das Burnout Syndrom. Springer Verlag, Berlin, Heidelberg, 2010
Covey, S.R.: Die 7 Wege der Effektivität. Gabal Verlag, Offenbach, 2011
Csikszentmihalyi, M (2010). Flow – Das Geheimnis des Glücks. Stuttgart: Klett-Cotta.
F.A.Z.-Institute für Management-, Markt- und Medieninformationen Gmbh: Kundenkompass Stress. Frankfurt a.M., 2009
Hänel, J; Enders,A & Davis, S.: Basics Psychosomatic und Psychotherapie. München: Urban & Fischer Verlag (2008)
Kaluza, G.: Stressbewältigung. Springer Medizin Verlag, Heidelberg, 2005
Kaluza, G.: Gelassen und sicher im Stress. Springer Medizin Verlag, Heidelberg, 2007
Kaluza, G.: Stressbewältigung. Springer-Verlag GmbH, 2011
Knoll, N.; Scholz, U; Rieckmann, N.: Einführung in die Gesundheitspsychologie. Ernst Reinhardt Verlag, München, 2005
Lehr, U.: Psychologie des Alterns. Quelle & Meyer Verlag, Wiebelsheim, 2007
Pareto, Vilfredo, Cours d'Économie Politique: Nouvelle édition par G.-H. Bousquet et G. Busino, Librairie Droz, Geneva, 1964, S. 313–315.
Pudel, V. (1993). Praxis der Ernährungsberatung. Berlin: Springer.
Rohmert, W. & Rutenfranz, J. (1975). Arbeitswissenschaftliche Beurteilung der Belastung und Beanspruchung an unterschiedlichen industriellen Arbeitsplätzen. Bonn: Bundesministerium für Arbeit und Sozialordnung.
Robert Koch Institut (Hrsg.): Studie zur Gesundheit Erwachsener in Deutschland. Berlin 2012.
Scharnhorst, J.: Burnout – Präventionsstrategien und Handlungsoptionen für Unternehmen. Haufe-Verlag, Freiburg, 2012
Wagner-Link, A.: Verhaltenstraining zur Stressbewältigung. Verlag Klett-Cotta, Stuttgart, 2001.
Zerlauth, Thomas (1996). Sport im State of Excellence: Mit NLP & mentalen Techniken zu sportlichen Höchstleistungen.
Zimbardo, P & Gerrig, R. (2008). Psychologie. München Pearson Studium Verlag.

## Internetquellenverzeichnis

Deutsche Gesellschaft für Ernährung: https://www.dge.de/
Die Techniker Krankenkasse: https://www.tk.de/techniker
mhplus Krankenkasse: https://www.mhplus-krankenkasse.de
7Mind App, ABSM Kurs: https://www.7mind.de/
NLP Zentrum Berlin: https://nlp-zentrum-berlin.de/infothek/nlp-psychologie-blog/item/abc-modell-albert-ellis